AF558773

Gerhard Wolfrum

Das Lehrbuch Brainspotting
Ein neuer Weg in der Traumatherapie

Für **Gerhard Wolfrum** hat sich nach vier Jahrzehnten psychotherapeutischen Engagements ein Kreis geschlossen: Als ursprünglich psychoanalytisch ausgebildeter Psychotherapeut hat er mit *Brainspotting* ein Verfahren entdeckt, bei dem sowohl der Beziehungsebene als auch der Physiologie und Neurobiologie des Patienten Rechnung getragen wird. Nach verschiedenen Tätigkeiten, u. a. auch als wissenschaftlicher Assistent am Psychologischen Institut der Universität Erlangen, in der Psychiatrie und auch in der Psychosomatik, qualifizierte er sich in den wichtigsten Traumatherapie-Ausbildungen. Diese Weiterbildungen wurden für ihn unverzichtbar, da ihm bei der therapeutischen Arbeit mit Traumapatienten bald klar wurde, dass man weder mit psychoanalytischen Behandlungsansätzen noch mit rein behavioral-kognitiv ausgerichtetem Vorgehen diesen speziellen Patienten effektiv helfen kann, ja: ihnen häufig sogar schadet. Seit 2013 ist er ausschließlich in seiner eigenen Praxis tätig. Er bietet als Deutschland-Repräsentant von Brainspotting zertifizierte Ausbildungen an und verbreitet den „neuen Weg“ in der Traumatherapie über Workshops, Vorträge und Veröffentlichungen, z. B. die Internationale Anthologie „The Power of Brainspotting“ (2018).

Gerhard Wolfrum

Das Lehrbuch
Brainspotting
Ein neuer Weg in der Traumatherapie

Mit einem Vorwort von
Gerald Hüther

Asanger Verlag • Kröning

Zur Vereinfachung und besseren Lesbarkeit wird im gesamten Text überwiegend das generische Maskulinum verwendet.

Unter Mitarbeit von
Sabrina Steffen (Auftrittsängste einer Sängerin, S. 114),
Ulrike Benal (Integration von Brainspotting in ein psychoanalytisches Setting, S. 118),
Dr. med. Theresia Stöckl-Drax (Entwicklungsheilkunde – Entwicklungstraumata heilen – Brainspotting mit Eltern und Kindern, S. 127).

Layout: Wolfgang Wohlers, einsatz.berlin
Druck: PBtisk, a.s., Czech Republic

Bibliographische Informationen der Deutschen Nationalbibliothek:
Die Deutsche Nationalbibliothek verzeichnet diese Publikation in der Deutschen Nationalbibliographie; detaillierte bibliographische Daten sind im Internet über http://dnb.d-nb.de abrufbar.

2. Auflage 2025

ISBN 978-3-89334-639-4

Danksagung

In erster Linie möchte ich allen meinen Lehrern und Mentoren danken, die mich auf dem Gebiet der Psychotraumatologie unterstützt haben und von denen ich Wichtiges gelernt habe. Dies sind vor allem der Psychoanalytiker und Pionier der Psychotraumatologie in Deutschland, Gottfried Fischer, der leider viel zu früh gestorben ist. Er war einer der ersten, der als Psychoanalytiker ein integratives analytisch orientiertes Behandlungsmodell unter Einbezug behavioraler verhaltenstherapeutischer Elemente entwickelt hat – die „Mehrdimensionale Psychodynamische Traumatherapie" (MPTT), ein Navigationssystem für die Traumabehandlung, das mir entscheidend weitergeholfen hat. Da ist ebenso Lutz Besser vom ZPTN mit seiner Spezialisierung auf die Screentechnik zu nennen, ganz besonders aber der Biologe und Hirnforscher Gerald Hüther. Ihm verdanke ich sehr viel Verständnis über die elementaren Arbeitsprinzipien unseres Gehirns als einem Sozialorgan. Und ich habe selten einen Wissenschaftler wie ihn erlebt, der kleinste Detailvorgänge bis auf die molekulare Ebene „hinab" ebenso gut erklären kann wie gesamtgesellschaftliche Zusammenhänge auf der Metaebene. Viel zu verdanken habe ich auch den Brüdern Kurt und Reiner Mosetter – den „Erfindern" und Entwicklern der Myoreflextherapie – die in Deutschland immer noch kaum jemand kennt – und schließlich auch dem Begründer der Hypnosystemik in Deutschland, Gunther Schmidt. An ihm gefällt mir bis heute, wie unerschrocken und geradezu provokativ frech er überkommene und meistens unhinterfragte Dogmen der Psychotherapie in Frage stellt. Darüber hat er mir viele neue Einsichten vermittelt. Ebenso habe ich Damir del Monte von Herzen zu danken, der mich neben der New Yorker Kollegin Susan Pinco ermutigt hat, mich in Brainspotting zu qualifizieren und der wie kaum ein Zweiter Funktionszusammenhänge zur Neuroanatomie und Neurobiologie darstellen kann – und dies alles mit großer Begeisterungsfähigkeit. Nicht zuletzt habe ich natürlich David Grand selbst zu danken, der Brainspotting „entdeckt" und weiter verbreitet hat und den bei der therapeutischen Arbeit zu erleben mich immer wieder fasziniert. Durch ihn hat sich für mich als ursprünglich analytisch ausgebildeten Therapeuten insofern ein ganz wichtiger Kreis geschlossen, denn an Hirnprozessen und Neurobiologie war ich schon im Studium interessiert. Dabei habe ich mich immer gewundert, warum fast alle Psychoanalytiker – eine der wenigen Ausnahmen war Gottfried Fischer – so wenig Interesse an der Neurobiologie haben.

Dieses Buch hätte aber niemals geschrieben werden können ohne all die Patienten, mit denen ich psychotherapeutisch und vor allem psychotraumatologisch arbeiten und denen ich hoffentlich auch ein wenig helfen konnte. Besonders danke ich denjenigen, die mir erlaubt haben, ihren Therapieprozess – natürlich etwas verfremdet – anonymisiert darzustellen. Ebenso möchte ich meinen Mitautorinnen Sabrina Steffen, Ulrike Benal und Theresia Stöckl-Drax für ihre wertvollen Beiträge danken sowie meinen treuen und geduldigen Verleger-Freunden Silvia Rehder und Gerd Wenninger, die die Drucklegung dieses Buch ermöglichten. Nicht zu vergessen aber auch meiner Frau Anette für ihre wertvollen Anregungen – herzlichen Dank an alle.

Vorwort von Gerald Hüther

Gerhard Wolfrum kenne ich nun schon seit vielen Jahren. Wir haben gemeinsam Seminare in Traumatherapie durchgeführt und sind seither in einem intensiven, freundschaftlichen Austausch. Ich habe ihn dabei stets als einen sehr besonnenen, alle neuen Erkenntnisse und Verfahren äußerst sorgfältig prüfenden Kollegen erlebt.

Bis er mir vor ein paar Jahren mit überschäumender Begeisterung von einem neuen Verfahren berichtete, das ein Traumatherapeut aus den USA entwickelt hatte. Beeindruckende Heilungsprozesse seien damit bei traumatisierten Patienten in Gang gekommen. Niemand könne erklären, wie es wirkt. Es sei aber so, dass durch eine bestimmte Augenstellung ein Zugang zu Blockaden im Hirn möglich werde, die im Zuge traumatischer Erfahrungen entstanden und seither fest im Gehirn verankert geblieben sind. Gelänge es dem Therapeuten, diese besondere Augenstellung bei einem Patienten wieder einzustellen, käme es zu körperlichen Reaktionen, die mit der erfahrenen Traumatisierung einhergegangen waren, und das führe dann zu einer selbstorganisierten Restrukturierung im Gehirn. Es „heile" sich auf diese Weise selbst.

Für einen Hirnforscher wie mich war das eine ziemliche Herausforderung und ich reagierte darauf, wie wohl die meisten meiner Kollegen auch reagieren würden – abwartend. Aber Gerhard ließ nicht locker. Er machte selbst so eine Ausbildung in den USA und setzte das Verfahren bei traumatisierten Patienten ein. Seine Begeisterung nahm dabei allerdings nicht ab, sondern sie wuchs ständig weiter. Er fand andere Therapeuten, die es ebenfalls erlernten und ausprobierten und genauso fasziniert von den Wirkungen waren.

Ich kenne die Übereinkunft, dass ein neues Therapieverfahren erst dann als wirksam bezeichnet und anerkannt werden kann, wenn seine Effizienz durch entsprechende, doppelt-blind und Placebo-kontrolliert durchgeführte Untersuchungen belegt ist. Aber aus langer Erfahrung weiß ich auch, dass niemand ein neues Verfahren anwendet und dass sich kein neues Therapieverfahren unter den Therapeuten ausbreiten kann, wenn es nichts taugt. Es muss schon deutlich bessere Wirkungen hervorbringen als die bisher eingesetzten.

Also musste an diesem Brainspotting schon etwas dran sein. Es begann, auch mich zu interessieren. Vor zwanzig Jahren hätte ich noch keine Idee gehabt, wie sich die damit gemachten Beobachtungen erklären lassen. Aber inzwischen haben sich die Vorstellungen der Neurobiologen sehr grundlegend gewandelt. Das Gehirn wird nicht mehr wie eine Maschine betrachtet, die von genetischen Programmen zusammengebaut wird. Es bleibt auch nicht so, wie es einmal geworden ist. Und es ist auch nicht so, dass im Gehirn psychisch Erkrankter irgendwelche Botenstoffe nicht mehr richtig ausgeschüttet werden oder bestimmte Teile nicht mehr richtig funktionieren. Oder dass sich das Hirn gar mit zunehmendem Alter allmählich abnutzt und die betreffende Person dement wird.

Es hat sich noch nicht überall herumgesprochen, aber die neueren Erkenntnisse der Neurobiologen machen deutlich, dass sich die im Gehirn herausbildenden neuronalen Vernetzungen nutzungsabhängig selbst organisieren, dass unser menschliches Gehirn zeitlebens enorm plastisch, also immer wieder umbaubar ist, dass es sich in einer untrennbaren Verbundenheit mit dem Körper herausbildet und durch – in der Beziehung mit anderen gemachte, auch traumatische – Erfahrungen strukturiert wird. Normalerweise bilden sich ständig neue Verknüpfungen zwischen den Nervenzellen, nicht nur in bestimmten Hirngebieten, sondern zwischen all den unterschiedlichen Bereichen, die für die Steuerung dessen verantwortlich sind, was wir Denken, Fühlen und Handeln nennen.

Jeder Mensch verfügt über ein breites Spektrum an Mechanismen, Reaktionen und Verhaltensweisen, die auf unterschiedlichen Ebenen angreifen und in jeweils spezifischer Weise dazu beitragen, Störungen des inneren Gleichgewichts auszugleichen. Ohne diese Selbstheilungskräfte wäre keine Wundheilung, keine Überwindung einer Infektion, keine Rekonstitution nach einer Operation – im weitesten Sinne also keine Genesung von einer Erkrankung möglich. Diese in jedem Patienten angelegten Selbstheilungskräfte können, wie im vorangegangenen Abschnitt beschrieben, durch bestimmte Gedanken und Vorstellungen des Patienten, durch lebensgeschichtliche Erfahrungen und die daraus entstandenen Haltungen und inneren Einstellungen sowie die davon abgeleiteten subjektiven Bewertungen unterdrückt und an ihrer Entfaltung gehindert werden. Medizinische Interventionen müssen daher, wenn sie nachhaltig wirksam sein sollen, darauf abzielen und sich daran messen lassen, ob und wie effektiv sie dazu beitragen, die Selbstheilungskräfte des Patienten zu unterstützen bzw. zu reaktivieren.

Dieser sich selbst organisierende Strukturierungsprozess folgt einem einfachen aber grundlegenden Prinzip: Alles, was da oben miteinander verknüpft wird, muss so funktionieren, dass möglichst wenig Energie dabei verbraucht wird. Das gelingt normalerweise auch, allerdings kann es unter ungünstigen Bedingungen – also beispielsweise im

Zuge einer traumatischen Erfahrung – zur Herausbildung und Festigung von Verknüpfungen kommen, die das weitere energiesparende Zusammenwirken aller anderen Bereiche eines Netzwerkes stören. Dann ist sozusagen ein Knoten in der Leitung entstanden. Dieser blockierte Bereich ist aber selbst wieder mit sehr vielen anderen Bereichen verkoppelt. Nicht nur mit denen, die das Denken, Fühlen und Handeln steuern, sondern auch mit solchen, die für die Regulation des Körpers, also auch der Augenbewegungen zuständig sind. Alles ist also miteinander verbunden, und wenn es irgendwo klemmt, klemmt es überall, auch wenn das nicht gleich überall spürbar wird.

Mit diesem neuen Blick betrachtet, finde ich nun eigentlich gar keinen Grund mehr, an den Wirkungen dieses Brainspotting-Verfahrens zu zweifeln, über das mein alter Freund so unglaublich begeistert war und noch immer ist. Es beruht auf der Aktivierung eines bestimmten, in der traumatischen Situation entstandenen und mit anderen Netzwerken verkoppelten Teilnetzwerkes (das für die Regulation der Augenbewegungen zuständig ist). Diese Teilaktivierung ermöglicht dann eine zwangsläufig in Gang kommende Reorganisation des gesamten, traumabedingt entstandenen Netzwerkes. Der Knoten ist weg, der dadurch bedingte hohe Energieverbrauch sinkt, alles ordnet sich nun wieder so, wie es sich schon immer von ganz allein geordnet hatte, als es noch keine traumatisierende Erfahrung gab. Wenn es doch nur so einfach wäre. Aber wer weiß, vielleicht machen wir es auch selbst immer wieder viel zu kompliziert …

Herausfinden, wie es wirklich ist, können wir nur, indem wir uns darüber austauschen. Damit wir uns miteinander über bestimmte Beobachtungen, deren mögliche Ursachen und Wirkungen austauschen können, müssten wir offen sein für das, was andere uns berichten. Und wir müssten bereit sein, es mit unseren eigenen Augen zu sehen. Und wenn es uns überzeugt, sollten wir es unter kompetenter Begleitung erlernen und selbst ausprobieren. Um uns dazu einzuladen und zu inspirieren hat Gerhard Wolfrum dieses Buch geschrieben. Es fasst alles zusammen, was gegenwärtig über dieses Brainspotting-Verfahren bekannt ist. Und es ist auch so abgefasst, dass es jeder und jede, die es liest, auch versteht.

Ich habe meine Lektion nach der Lektüre jedenfalls sehr gut verstanden: Einfach nur abzuwarten, wie es weitergeht, führt einfach nicht weiter …

Gerald Hüther, im Dezember 2019

Einführung

Mit dem relativ neuen und auf den ersten Blick vielleicht seltsam anmutenden Brainspottingverfahren – einer körper- und gehirnbasierten Methode zur besseren Verarbeitung von traumatischem Stress – kam ich erstmals 2008 auf einem Kongress über Hypnotherapie in Kathmandu in Nepal in Berührung: Susan Pinco, eine inzwischen gut bekannte Kollegin aus New York, bot einen Workshop hierzu an. Ich verstand von den theoretischen Ausführungen nicht besonders viel, zumal sie in englischer Sprache waren, war aber sehr beeindruckt, was bei der Live-Demonstration bei einer Teilnehmerin passierte. Vor allem faszinierte mich, wie schnell hier ein therapeutischer Prozess ausgelöst wurde, der wohl auch die Kongressteilnehmerin selbst sehr überrascht hat. Diese Erfahrung ließ mich nicht mehr wirklich los, allerdings hatte ich in den Folgejahren anderes zu tun, z. B. eine Traumastation aufzubauen und auch mehrere Jahre zu leiten. Erst als ich entdeckte, dass mein lieber Freund und Kollege Damir del Monte – damals hieß er noch Lovric – sich in Brainspotting qualifiziert hatte, war mir klar, dass ich dies jetzt auch endlich nachholen sollte. Inzwischen habe ich mit dem Brainspotting-Verfahren so viele wirklich spannende Erfahrungen gemacht, dass ich diese anderen nicht vorenthalten möchte.

Ich muss aber darauf hinweisen, dass die rein theoretische Beschäftigung mit Brainspotting Sie, liebe Leserinnen und Leser, vielleicht genauso relativ wenig beeindruckt, wie es mir beim allerersten Lesen des Grundlagen-Werkes von David Grand, dem „Erfinder", Entdecker und Entwickler von Brainspotting, gegangen ist, bevor ich eigene entsprechende Erfahrungen gemacht hatte. Erst nachdem ich – im wahrsten Sinne des Wortes – am eigenen Leib und bei einer Vielzahl von Patienten entdeckt und erfahren hatte, was Brainspotting auszulösen in der Lage ist, und dann das Buch von David Grand ein zweites und sogar ein drittes Mal las, verstand ich um ein Vielfaches mehr, was Brainspotting bedeutet und was Brainspotting bewirken kann. Meine anfänglich fehlende Begeisterung wird mir David Grand sicherlich verzeihen – denn sie hat sich inzwischen längst ins Gegenteil verkehrt und sogar auch ein wenig mein Leben verändert – wenn auch sicherlich nie so einschneidend wie beim Entdecker von Brainspotting selbst.

Am „eigenen Leib" habe ich Brainspotting erstmals nach drei operativen Eingriffen erlebt, deren erster als ein einmaliger relativ harmloser labraskopischer Eingriff angekündigt und geplant war, was sich dann aber als weniger harmlos herausstellte. Dreimal musste ich schließlich die OP-Schleuse passieren, mit zunehmend ungewisserem Ausgang, denn beim ersten Mal war etwas schiefgegangen. Dennoch hatte ich das Ganze psychisch relativ unbeeinträchtigt – so dachte ich – „überlebt". Der Chirurg wunderte sich immer über meine Gelassenheit und schrieb dies – nicht völlig unberechtigt – meiner beruflichen Tätigkeit zu. Ich selbst ging eher neugierig als leidend in ein Brainspottingtraining, um mit dem Bild der OP-Schleuse zu arbeiten. Zu meinem großen Erstaunen erlebte ich nach Auffindung des Brainspots und Ermittlung des SUD-Wertes (Aktivierungswert zwischen Null und zehn Punkten), der bestenfalls bei fünf Punkten lag, eine massive körperliche Abreaktion über etwa eine halbe Stunde. Ich musste tatsächlich sehr angestrengt und regelrecht innerlich alarmiert intensiv „gegen-atmen", um mit dem freiwerdenden körperlichen Stress fertig zu werden. Nach einer halben Stunde war der Spuk vorbei, ich allerdings ziemlich erschöpft, aber auch irgendwie erleichtert.

Ähnlich Heftiges erlebte ich ein zweites Mal angesichts des plötzlichen Todes eines mir sehr wichtigen Kollegen, den ich sehr gemocht hatte. Ein drittes Mal angesichts einer eigenen überraschenden Klaustrophobiereaktion, die mich verwunderte. Zusammen mit meiner Frau hatte ich eine alte Festung an der Grenze zwischen Österreich und der Schweiz besucht. Die Führerin machte uns darauf aufmerksam, dass es im oberen Bereich noch ein Wachzimmer gäbe, wo man das Inntal überblicken könne. Dieses sei aber nur durch einen durch den Berg getriebenen Stollen erreichbar, weshalb sie fragte, ob jemand klaustrophobisch sei. Zu meiner Verwunderung spürte ich eine deutliche Reaktion in der Bauchregion und fragte mich, ob ich es aushalten würde, nach oben durch den Stollen und auch wieder zurück durch diesen zu gehen. Ich war erstaunt über mich selbst und biss beide Male die Zähne zusammen. Diese Erfahrung war neu für mich und ich fokussierte beim nächsten Training diese Reaktion zusammen mit einer Brainspottingkollegin. Ein Brainspot war wiederum schnell gefunden, der Aktivierungswert lag diesmal nur etwa bei vier Punkten. Aber sehr schnell tauchte das Bild eines Bettenaufzugs in einem Krankenhaus auf, in dem ich mich vor mehreren Jahren zusammen mit meiner Frau befunden hatte. Dieser Aufzug war zwischen zwei Stockwerken stecken geblieben, es hatte knapp eine halbe Stunde gedauert, bis es einem Techniker gelungen war, ihn wieder in Gang zu setzten. Das Entscheidende an diesem Aufzug aber war nicht das Steckenbleiben, sondern dass er sich in *dem* Krankenhaus befand, in dem meine vier Jahre ältere Schwester im Sterben lag – sie war unheilbar an Krebs erkrankt und starb wenige Tage später. Damit hätte ich nie im Leben gerechnet. In der Brainspottingsitzung stieg nach dem Bild des Aufzugs sofort die Traurigkeit über den Verlust der geliebten Schwester hoch. Der Klaustrophobiespuk war beendet, das Hirn wusste, woher die Erfahrung stammte und der Hippokampus wusste, wohin sie eingeordnet werden musste.

Nicht nur diese eigenen Erfahrungen, sondern inzwischen sehr viele weitere mit Patienten haben mich von Brainspotting überzeugt und ermutigt, nicht nur in meiner psychotherapeutischen Praxis vermehrt mit Brainspotting zu arbeiten, sondern auch meine Erfahrungen zusammenzuschreiben und weiterzugeben und weiter im Brainspottingbereich zu forschen, denn als Brainspottingtherapeut ist man immer auch als Detektiv unterwegs.

Das Schreiben über Brainspottingprozesse hat bei mir anfangs Zweifel entstehen lassen, so dass ich diese Arbeiten immer wieder unterbrechen musste – immer wieder tauchte vor mir der rational denkende und vielleicht zurecht skeptische Leser auf und ich hörte ihn „so ein Quatsch" sagen – „das kann doch gar nicht funktionieren, wahrscheinlich ist das alles nur wieder esoterischer Humbuck und weckt bei Patienten falsche Hoffnungen": Psychotherapie kann nur seriös mit „Durcharbeiten" wirksam sein und vor allem nicht so schnell gehen. Diese Gedanken haben mich lange beschäftigt und auch zweifeln lassen, ob die schriftliche Darstellungsform für Brainspottingprozesse überhaupt geeignet ist und ob es nicht besser wäre, DVDs zu erstellen, wo Brainspottingprozesse beobachtet und miterlebt werden können. Leider ist dies aus Gründen des Patientenschutzes nur schwer bis gar nicht möglich, zumal weder der Therapeut noch der Patient vor einer Brainspottingsitzung wissen können, wo der Prozess hinführt und was alles an alten Belastungserfahrungen auftauchen kann. Und auch das Verpixeln des Gesichtes des Patienten wäre ziemlich unsinnig, denn gerade die Beobachtung des Gesichtes und der Mimik des Patienten ist ja bei Brainspotting-Prozessen entscheidend. Die einzig sinnvolle Lösung bietet hierzu David Grand mit seinen sehr eindrucksvollen Lehrvideos an, wo er mit KollegInnen arbeitet und diese ihm die Erlaubnis zur Veröffentlichung gegeben haben. Gleiches gilt für die sehr lehrreichen Videomikroanalysen von Brainspottingsitzungen, die David Grand z. B. im Phase-4-Training anbietet.

Dementsprechend also nochmals – sollten Sie, liebe Leserinnen und liebe Leser, die theoretischen Ausführungen zu wenig überzeugen oder berechtigt skeptisch bleiben – wie ich dies früher auch war –, wagen Sie es doch einmal, eine eigene Belastungserfahrung mit Brainspotting zusammen mit einem erfahrenen Brainspottingtherapeuten zu prozessieren. Es muss ja nicht gleich der erlebte sexuelle Missbrauch in der Kindheit oder ein knapp überlebter Horrorunfall sein. Sie werden sich in jedem Falle wundern und über die Weisheit Ihres Hirns staunen.

Noch eine Anmerkung dazu, warum Brainspotting immer noch relativ unbekannt ist, obwohl die Heilungseffekte doch sehr nachhaltig sind, was mittlerweile auch empirisch belegt ist (z.B. Hildebrand et al. 2017). Dies könnte einerseits daran liegen, dass Brainspotting auf den ersten Blick so aussieht, als könnte man es relativ leicht erlernen und einige KollegInnen dazu verführt, zu glauben, man bräuchte dazu überhaupt kein Training – das Lesen des Buches von David Grand würde genügen. Das ist sicherlich auch einer der Gründe, weshalb es viele „Trittbrettfahrer“ des Verfahrens gibt, die ohne gründliche Ausbildung Brainspottingtherapien und ohne Legitimation sogar Trainingskurse anbieten – verständlicherweise mit relativ wenig Wirksamkeit und Erfolg bei den Patienten. Beide – Therapeuten und Patienten – wenden sich dann, von Brainspotting enttäuscht, wieder ab und kehren zu anderen, vertrauten Verfahren zurück. Leider mache ich in Supervisionssitzungen gelegentlich auch die Erfahrung, dass Psychotherapeuten mit unzureichender therapeutischer Grundausbildung mit Brainspotting glauben, nun endlich ein Wunderheilmittel gefunden zu haben. Wenn sie in der Therapie bei einem Patienten gar nicht mehr weiterwissen, glauben sie dann, Brainspotting zur Rettung einsetzen zu können – ein großer Irrtum mit negativen Folgen für den Patienten und zum Schaden von Brainspotting als einem sehr hilfreichen Verfahren.

Ein zweiter Grund könnte in der „Fortbildungsmüdigkeit“ vieler Therapeuten liegen. Nachdem sie nun schon viel Geld für ihre therapeutische Ausbildung und für verschiedene Methoden oder Trainings z.B. in EMDR oder Ego-State-Therapie ausgegeben haben – warum sollten sie nicht dabei bleiben und nicht vielleicht in bereits fortgeschrittenem Alter nochmals was Neues dazulernen? Auch bei hochrangigen Vertretern der Psychotraumatologie habe ich diese Argumentation bereits gehört – das bisherige Verfahren habe sich doch bewährt. Warum also nochmals was Neues lernen? Aber – wo bleiben da die wissenschaftliche Neugierde und der Forscherdrang, worüber jeder Psychotherapeut doch eigentlich verfügen sollte?

Und schließlich entspricht Brainspotting als beziehungsorientiertes Verfahren eher einer Haltung als einer Technik: Der Therapeut muss „im Schweif des Kometen" bleiben, dem „Kometenkopf" folgen und kann ihn weder überholen noch wissen, welche Richtung der Komet einnehmen wird – eine eingängige Metapher von David Grand zur therapeutischen Haltung des Brainspottingtherapeuten: Er ist weder der Wissende noch der Kontrolleur des Prozesses, sondern muss dem inneren Heilungswissen des Patienten folgen. Der Patient bestimmt den Prozessverlauf – nicht der Therapeut – eine Haltung, die der Medizin weitgehend fremd ist, aber auch vielen Psychokollegen, denen es schwer fällt dem Patienten oder – wie Sie später noch sehen werden – einem Kind oder Jugendlichen die Steuerung zu überlassen. Dies geschieht aus einer oft unbewussten Angst des Therapeuten heraus und dem Bedürfnis, möglichst „strukturiert" zu arbeiten und sich lieber an Manualen und genauen Richtlinien „festzuhalten" und dem Versuch, den Verarbeitungsprozess zu steuern.

Außerdem wird dieses Vorgehen von Kollegen oft auch als eine gewisse Kränkung erlebt, denn der Therapeut ist nicht mehr der „große Zampano", der alles besser als der Patient weiß und alles „im Griff hat". Bei Brainspotting ist er eher ein Dienstleister oder wie der Hypnosystemiker Gunther Schmidt in Heidelberg dies oft beschreibt – ein „Realitätenkellner", der Behandlungsangebote macht. Vielleicht helfen dieses Verständnis und diese grundsätzliche Haltung, damit sich angesichts dessen manche Psychoanalytiker und auch einige technikorientierte Verhaltenstherapeuten selbstkritischer an die eigene Nase fassen können.

Und schließlich bewahrheitet sich auch hier wieder die alte Supervisorenweisheit, dass der Patient in seinem therapeutischen Prozess nur soweit kommen kann, wie der Therapeut es aufgrund seiner eigenen Entwicklung zulassen kann: Bestehen beim Therapeuten noch viele „blinde Flecken" in seiner eigenen Geschichte und Persönlichkeitsentwicklung, hat er es versäumt, sich ausreichend eigener Selbsterfahrung, die den Namen auch verdient, zu unterziehen, so wird er bei tiefer gehenden Prozessen, die bei Brainspotting sehr schnell auslösbar sind, diese ohne es selbst zu merken, abblocken, so dass der Verarbeitungsprozess an der Oberfläche bleibt und der Patient in seinen Verarbeitungsmöglichkeiten behindert wird. David Grand beschreibt dies in seinen Trainings sehr ausführlich als „Limbic Counter-Transference" – als limbische Gegenübertragung. Häufig wird diese unbewusste Behinderung des Verarbeitungsprozesses leider dann dem Verfahren und nicht dem Therapeuten angelastet – das Verfahren kommt auf diese Weise wiederum in Verruf und gerät in ein falsches Licht. Hierzu aber später noch mehr.

In meiner eigenen Brainspotting-Anfangszeit habe ich übrigens eben genau dies – das Vertrauen in den Verarbeitungsprozess und Aufgeben von Kontrolle – als am schwierigsten zu bewältigen erlebt: Im Sinne des *„uncertainty principle"* nicht zu wissen, was im therapeutischen Prozess passieren wird. Nicht nur den Patienten unbeirrt beim Prozessieren zu begleiten und die eigenen Ängste und Unsicherheiten auszuhalten, sondern auch eigene Gegenübertragungsreaktionen wahrzunehmen ohne darauf zu reagieren und abzuwarten, bis ein wirkliches Durcharbeiten in dieser Sitzung erfolgt ist und der Aktivierungswert abgesunken ist. Und dies selbst wenn das Therapiestundenende naht oder die Zeit bereits überschritten ist – dies lässt einen als Therapeut manchmal ins Schwitzen kommen – aber es lohnt sich zum Vorteil des Patienten in jedem Falle.

Vielleicht konnte ich mit diesen kurzen Ausführungen zum Brainspottingverfahren deutlich machen, dass Brainspotting keineswegs so oberflächlich und technisch leicht erlernbar ist, wie es auf den ersten Blick erscheinen mag. Das *„dual attunement"* erfordert nicht nur eine besondere Haltung des Therapeuten, sondern auch eine Offenheit allen unbewussten Prozessen gegenüber, vor allem den eigenen gegenüber, sonst bleibt das Ganze eine Technik, die dem Leid und den Bedürfnissen von Menschen nicht gerecht wird. Hier gilt der wichtige Hinweis von Gottfried Fischer, dass es vor allem bei man-made-Disasterdynamiken um die Wiederaufnahme eines unterbrochenen Beziehungsprozesses geht: Der Psychotherapeut ist der erste, der sich mit dem traumatisierten Patienten wieder auf einen Beziehungsprozess einlassen muss, wenn Heilung ermöglicht werden soll. Es geht also um Begegnung, wie dies z.B. der Philosoph Martin Buber (1995) beschrieben hat: „Das Ich bildet sich am Du" und: „Alles echte Leben ist Begegnung. Begegnung liegt nicht in Raum und Zeit, sondern Raum und Zeit liegen in der Begegnung" (1966). Therapeuten ohne diese Bereitschaft, sich auf eine Begegnung einzulassen, und ohne Offenheit gegenüber unbewussten Prozessen sollten also besser die Finger von Brainspotting lassen. Spätestens wenn man mehr als einen Grundkurs besucht hat, merkt man, um was es gehen muss.

Gerhard Wolfrum, im Dezember 2019

A. Theoretische Grundlagen

1. Was versteht man eigentlich unter einer Traumatisierungserfahrung?

In früheren Zeiten sprach kein Mensch von „Traumatisierung“, bestenfalls die Psychoanalytiker behaupteten, sie hätten sich schon immer damit beschäftigt und nahmen diesen Begriff für sich in Anspruch – allerdings in einem völlig anderen Verständnis als dies den Erkenntnissen der modernen Psychotraumatologie entspricht. Der Begriff „Trauma“ stammt ursprünglich aus dem Griechischen und bedeutet schlicht „Verletzung“. Die Medizin hat ihn für somatische Schädigungen schon lange verwendet, auf psychischem Bereich gab es aber lange keine vernünftigen Definitionen. Es ist auch noch nicht so lange her, dass man für die Verwendung des Traumabegriffs als seelische Verletzung verlacht wurde. Dies änderte sich erst langsam durch die Aufnahme der Diagnose der *Posttraumatischen Belastungsstörung* in die internationalen diagnostischen Manuale. Um das ICD-10-Kriterium F43.1 vergeben zu können, mussten Patienten unter der *Trias* „Intrusionen“, „Vermeidungsverhalten“ und „Hyperarousal“ leiden – also unter sich aufdrängenden Bildern und flashbackartigen „Filmen“ wie Albträumen, ein auffälliges Vermeidungsverhalten zeigen und unter ständigen Übererregungszuständen leiden. Bis heute werden diese Kriterien in vielen Bereichen noch streng berücksichtigt, vor allem, wenn es um Entschädigungszahlungen oder andere finanzielle Ansprüche oder therapeutische Leistungen geht. Was in diesen Diagnosemanualen wie ICD-10 oder -11 und dem amerikanischen DSM-IV oder V völlig fehlt, ist die Erfassung früher Schädigungserfahrungen, nicht nur auf körperlicher Ebene, sondern auch auf seelischer und vor allem auf der Bindungsebene. Wenn Patienten also wiederholte Vernachlässigungs- oder Entwertungs- und Demütigungserfahrungen gemacht haben, dann lässt sich dies kriteriumsgemäß sehr schlecht bis gar nicht verschlüsseln, um als „amtliche“ Diagnose anerkannt zu werden. Dies betrifft auch die sog. *„Komplexe Posttraumatische Belastungsstörung“* (DESNOS), welche die sechs Kriterien umfasst:

- Störungen der Regulation von Affekten und Impulsen,
- der Wahrnehmung und des Bewusstseins,
- der Selbstwahrnehmung und

- in der Beziehung zu anderen Menschen,
- Somatisierung mit somatoformen Symptomen und hypochondrischen Ängsten und
- Veränderung von Lebenseinstellungen mit fehlenden Zukunftsperspektiven und dem Verlust von persönlichen Grundüberzeugungen und Werten.

Einen nicht unerheblichen Teil dieser Kriterien kann man bei vielen Patienten wiederfinden, auch wenn sie nicht die „klassischen" Kriterien von Intrusion, Vermeidung und Übererregung erfüllen. In den allermeisten Fällen liegen bei Patienten, die in Praxen kommen oder sich stationär behandeln lassen, Störungen der Affektregulation und der Selbstwahrnehmung vor. Darüber hinaus sollte nicht übersehen werden, dass die ICD-10- und DSM-Kriterien überwiegend sehr dekontextualisiert formuliert sind – das individuelle subjektive Erleben des Patienten und die jeweiligen Situationsdynamiken spielen eine eher untergeordnete Rolle.

Diesem Umstand hat der Pionier der deutschen Psychotraumatologie, Gottfried Fischer, mit seinem ökologisch-dialektischen Ansatz und seiner relationalen *Definition eines psychischen Traumas* näher zu kommen versucht: „Ein psychisches Trauma wird definiert als ein vitales Diskrepanzerleben zwischen bedrohlichen Situationsfaktoren und den individuellen Bewältigungsmöglichkeiten, das mit Gefühlen von Hilflosigkeit und schutzloser Preisgabe einhergeht und so eine dauerhafte Erschütterung von Selbst- und Weltverständnis bewirkt" (1999, 4. Aufl. 2007). Jetzt geht es nicht mehr um den unsinnigen Versuch, eine psychische Traumatierungserfahrung zu objektivieren, entsprechend der häufig zu hörenden Frage: „Ist eine Vergewaltigung ein Trauma"? „Ist ein Verkehrsunfall ein Trauma"? Immer wieder hat Fischer sehr eindringlich darauf hingewiesen, dass das Ereignis selbst niemals „das Trauma" ist, bestenfalls kann man von potentiellen Traumatisierungssituationen sprechen. Jetzt geht es vielmehr um die sehr viel sinnvollere Abschätzung der Relation zwischen objektivem Außenereignis und individueller Bewältigungskapazität – beide können sehr unterschiedlich ausgeprägt sein. Die Erfahrung zeigt beispielsweise, dass von allen von Traumatisierungserfahrungen betroffenen Menschen nur etwa ein Drittel Traumafolgesymptome entwickelt, ein weiteres Drittel symptomfrei bleibt und das dritte Drittel je nach sozialer Unterstützung im Umfeld Symptome entwickelt oder eben nicht. Relativ leicht abzuschätzen ist dies mit dem ebenfalls von Fischer entwickelten „Kölner Risiko-Index". Sowohl diese sehr viel sinnvollere Definition als auch der Fischersche Risiko-Index haben sich leider wenig in der Therapeutenwelt durchgesetzt, so dass Kassen und Institutionen im Gesundheitsbereich hierauf immer noch mit Ablehnung reagieren.

Erstaunlich ist auch, dass zumindest in Deutschland der Traumabegriff erstmalig erst durch die Flugzeugkatastrophe von Ramstein 1988 in den Medien auftauchte, dann wieder verschwand und erneut erst wieder zehn Jahre später mit der ICE-Katastrophe von Eschede als solcher benannt wurde. Allmählich „gesellschaftsfähig" wurde ein Denken in Kategorien von Traumatisierung erst mit dem 11. September 2001, den Angriffen auf die Twintowers des World-Trade-Centers in New York. Ab dann sprossen auch die Traumafortbildungsangebote und fast schien es, als gäbe es nun einen inflationären Gebrauch des Traumabegriffs, was der Sache ebenfalls abträglich war.

Neurobiologisch gesehen lässt sich – wie später noch ausgeführt werden wird – eine psychische Traumatisierungserfahrung als etwas beschreiben, was für das Stressverarbeitungssystem „unverdaulich" ist. Sie ist mit einer so hohen Belastung verbunden, dass weder das Stressverarbeitungssystem diese Erfahrung bewältigen und integrieren noch die systemimmanenten Selbstheilungskräfte wieder einen homöostatischen Zustand herstellen können. Aufgrund dieser Überforderung der Systeme und „Überschwemmung" mit Stresshormonen kann keine dauerhafte Beruhigung und Normalisierung erfolgen. Im Gegenteil – die Traumatisierungserfahrungen hinterlassen „funktionelle Narben". Die Magdeburger Neurobiologie-Professorin Katharine Braun spricht von den „Narben der Kindheit" (Braun & Bock, 2015) und untersucht die synaptischen Veränderungen vor allem im Frontalhirn nach Deprivationserfahrungen und Störungen in der „Filialprägung" – der frühen emotionalen Bindung zwischen einem Neugeborenen und seinen Eltern. Mittlerweile tauchen in der Wissenschaftswelt immer mehr Befunde auf, welche die meist lebenslangen fatalen Auswirkungen auf die Hirnentwicklung von Kindern mit frühen Stress- und Deprivationserfahrungen belegen. Bahnbrechend waren hier bereits die sehr frühen Befunde des kanadischen Neurobiologen Michael Meaney zum Bindungsverhalten von Rattenbabys (z.B. 2001, 2007). Noch eindrucksvoller und als geradezu sensationell sind die neueren Befunde der Epigenetik zu bezeichnen, welche inzwischen in der Lage sind, Zusammenhänge zwischen Umweltfaktoren und gesundheitlichen Fehlentwicklungen wissenschaftlich nachzuweisen, die man früher nur erahnen konnte (Spork, 2017). Hier wird behauptet, dass die Zellen des Körpers sich an Umwelteinflüsse und Lebensstil erinnern, dass sogar Erfahrungen der Eltern und Großeltern molekular-biologisch gespeichert sind ebenso wie Erlebnisse aus der Zeit vor und nach der Geburt.

Es wäre vermutlich vermessen, zu behaupten, dass hier die Anwendung von Brainspotting grundsätzlich nachträgliche Besserung oder besser gesagt – eine Neuregulierung der Stressverarbeitungssysteme ermöglicht. Hier müssen weitere Forschungsbefunde abgewartet werden, dennoch kann und muss hier von traumatischen Stresserfahrungen gesprochen werden, die in keinem diagnostischen Manual erfasst werden, die aber dennoch unsere Gesundheit beeinflussen und daher behandlungsbedürftig sind. Erste Wirksamkeitsstudien zeigen, dass sogar mit kognitiver Verhaltenstherapie epigenetische Signaturen nachweislich veränderbar sind (Ziegler et al., 2016, in Spork, 2017). Die bisherigen Erfahrungen zeigen übrigens auch, dass Brainspotting bei allen Problem- und Konflikterfahrungen ebenfalls zur erfolgreichen Anwendung kommen kann, sofern sie auch in der Gegenwart noch zu körperlichen Reaktionen führen. Und man staunt als Brainspottingtherapeut, was sich hier bei Patienten alles zu Tage fördern lässt, wenn man nur etwas genauer nachfragt. Krankenkassen kann man so etwas nur schwer vermitteln.

Dies soll verständlich machen, dass Brainspotting viel umfangreicher einsetzbar ist – übrigens auch als die deutlich stärker umgrenzten Verfahren wie EMDR oder Screentechniken – und in jedem Falle zu einer Entlastung und „Entstressung" des Klienten oder Patienten führen kann. Deswegen haben Brainspottingtherapeuten in der Regel auch ein anderes und viel breiteres Verständnis von traumatischen oder Stressbelastungserfahrungen. Dementsprechend lässt sich Brainspotting nicht nur bei „klassischen" Traumaerfahrungen wie jeder Form von Gewaltübergriffen anwenden, sondern natürlich auch bei Verlust- und Bindungstraumatisierungen und erst recht bei schambesetzten Entwertungs- und Demütigungserfahrungen. Aber auch bei scheinbar banalen „Alltagsproblemen" und Konflikten, die das tägliche Leben schwer machen und natürlich auch anhaltenden somatischen Problemen, wo der Hausarzt und der Spezialist schon längst resigniert aufgegeben haben, vor allem wenn es sich um chronifizierte Schmerzerfahrungen handelt, ist Brainspotting sehr hilfreich. Sehr eindrucksvoll lässt sich hier häufig entdecken, dass sowohl Schmerzerfahrungen als auch Symptomentwicklungen eine lange Entstehungsgeschichte haben. Hier greift das, was man unter einer *Pathogenese* versteht. Dabei zeigt sich immer wieder, dass das Hirn und die Stressverarbeitungssysteme sehr viel genauer wissen, wohin etwas „eingeordnet" werden muss, als dies klassische Diagnostiker wissen. Sehr häufig zeigt sich hier auch die „Weisheit" der Symptomentwicklung: In der Medizin wird bekanntlich überwiegend versucht, Symptome

„wegzumachen", was ja in der Mehrzahl der Fälle auch hilfreich ist. Psychotherapiepatienten wollen dies meistens auch vom Therapeuten haben, so wie etwa kürzlich eine Patientin darum bat, der Therapeut solle ihr das Gehirn „neu formatieren". Umso wichtiger ist es, klarzumachen, dass hinter dem Symptom meistens nicht nur eine versteckte Botschaft steckt, sondern fast immer auch ein unerledigtes Bedürfnis. Dies entschlüsselt sich bei der Arbeit mit Brainspotting oft sehr eindrucksvoll. Und darüber hinaus wird bei Brainspotting-Prozessen immer wieder die „Weisheit" unseres Gehirns als ein sich selbst regulierendes, selbstreferentielles, non-lineares komplexes System sichtbar: Gehirn und Stressverarbeitungssystem „merken sich" bis auf die Zellebene des Körpers schädliche Erfahrungen. Diese können zu Symptomentwicklung führen. Die somatischen Reaktionen machen also darauf aufmerksam, dass etwas unerledigt geblieben ist, dass Handlungs- und Neuregulationsbedarf besteht. Die unerledigten Erfahrungen oder Handlungen können auch fünf Jahrzehnte alt sein – der Körper vergisst nichts, wenn etwas zuviel war. Dass Brainspotting dementsprechend als Bottom-Up-Verfahren einzuordnen ist, wird schnell verständlich, wenn man sich die folgende Abbildung aus einer gemeinsamen Veröffentlichung zusammen mit dem Hirnforscher Gerald Hüther (Hüther et al., 2010) betrachtet.

Die Abbildung 1 zeigt, dass traumatische Erfahrungen alle „Schichten" des Gehirns „durchschlagen", also nicht nur der Kortex und das limbische System, sondern in jedem Falle auch das Stammhirn („S" für Body-Sensations) beteiligt sind. Natürlich handelt es sich nicht um einen „Schacht", wie hier symbolisiert, sondern um ein Netzwerk verschiedenster beteiligter Hirnareale, aber immer sind das Stammhirn und damit der Körper beteiligt. Brainspotting beginnt daher immer mit der Aktivierung der alten zu bearbeitenden Erfahrung und der Frage: „Was spüren Sie jetzt im Körper – und wo genau"? Mit diesem Bottom-Up-Einstieg wird die tiefste Ebene der traumatischen Erfahrung angesprochen, es wird nicht – wie bei EMDR oder Screen-Technik nach Kognitionen („K"), Bildern („P" für pictures) oder Gefühlen („E" für Emotions) und dann erst nach dem Körper gefragt. Die Frage nach Kognitionen wird bewusst vermieden, weil diese nur den Neocortex aktivieren würden, der aber keine direkte Verbindung zu den tiefer liegenden Affektregulationszentren hat, und dementsprechend Verarbeitungsprozesse blockieren würde, weil er verständlicherweise alles kognitiv einzuordnen versucht. Die Bilder kommen in der Regel von selbst, wenn der Aktivierungsprozess auf der Körperebene angestoßen worden ist. Oft werden dann ganze Filmabläufe, oneiroide (traum-

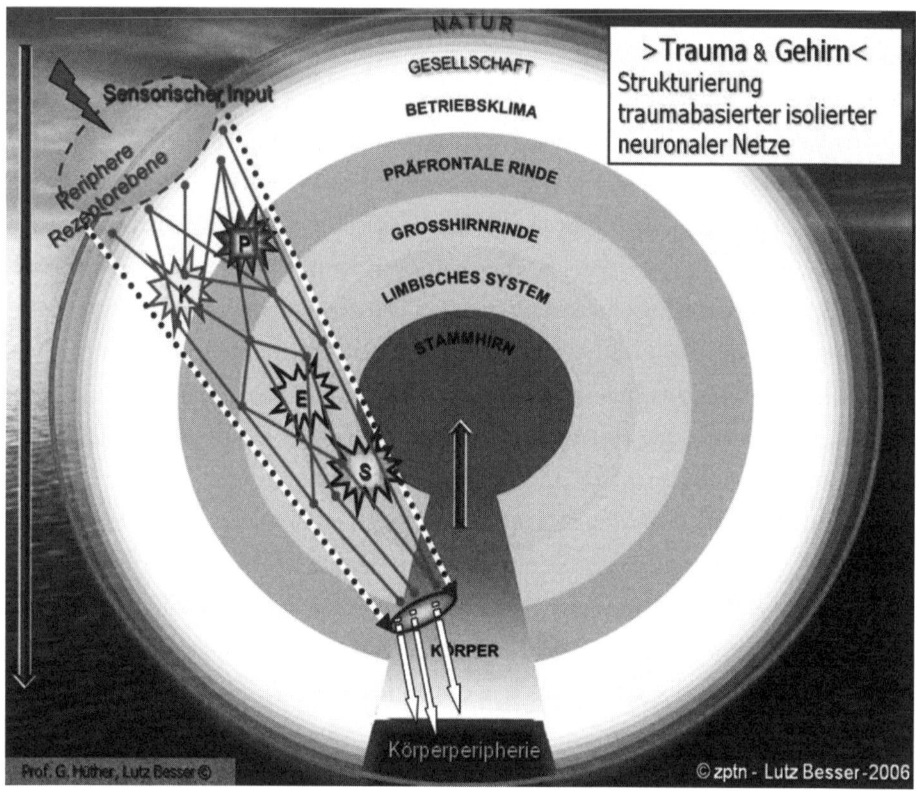

Abb. 1: Strukturierung traumabasierter isolierter neuronaler Netze (nach Hüther, G. und Besser, L, 2010, mit freundlicher Genehmigung der Autoren, veröffentlicht in Trauma & Gewalt", 2010, 1, S. 18–31)

ähnliche) Bilder und – wie bereits in einem Beispiel weiter oben gezeigt und auch im Behandlungsteil geschildert – Affektbrücken sichtbar, wodurch verstehbar wird, wohin das aktuelle Symptom „hingeordnet" werden muss – was das Hirn aber sehr viel besser kann als jeder noch so geniale Therapeut. David Grand umschreibt dies mit seinem *„uncertainty principle"*. Die meisten Patienten und auch Therapeuten sind über diese Verlaufsprozesse ziemlich verblüfft – zu sehen und zu erleben, wo man in einem solchen Brainspottingprozess landen kann: In der Regel auf der *ätiologischen Ebene,* dort, wo die belastenden Erfahrungen entstanden sind, und wo sie vom Stressverarbeitungssystem nicht ausreichend hatten reguliert und integriert werden können. Vermutlich beinhaltet diese Ebene die tiefste Ebene von subjektiver Wahrheit – womit wir wieder bei der Epigenetik angelangt sind. Und wahrscheinlich stimmt es tatsächlich, dass die Zellen des Körpers sich an Umwelteinflüsse und Lebensstil erinnern, dass Erfahrungen der Eltern und Großeltern molekular-biologisch gespeichert sind, ebenso wie Erlebnisse aus der Zeit vor und nach der Geburt (Spork, 2017).

Übrigens lässt sich Brainspotting auch präventiv einsetzen, z.B. bei Auftrittsängsten von Künstlern oder Schauspielern und natürlich auch bei Sportlern – nicht nur bei den häufig völlig unterschätzten Sporttraumata, wo es nicht nur um Verletzungen des Körpers geht, sondern fast immer auch um viel frühere seelische Verletzungen. Noch schneller als bei Erwachsenen zeigen sich die heilsamen Wirkungen von Brainspotting bei Kindern und Jugendlichen, da deren Gehirnstrukturen noch nicht so verfestigt wie bei Erwachsenen und noch mehr in Veränderung begriffen sind. Hier kann man manche Überraschung erleben.

2. Die Geschichte der Entdeckung von Brainspotting

Brainspotting (BSP) wurde 2003 von David Grand bei der Behandlung der 16jährigen Eiskunstläuferin Karen zufällig entdeckt und wird von ihm seitdem systematisch als Methode zur Behandlung von Traumata und anderen Belastungserfahrungen weiterentwickelt. Er lebt und arbeitet als Psychotherapeut und Psychoanalytiker in freier Praxis in New York, hat eine Praxis sowohl in Manhatten als auch auf Long Island. Er war ehemals auch Mitarbeiter des EMDR-Institutes von Francine Shapiro – die 2019 völlig überraschend verstarb – und beschäftigte sich ebenso intensiv auch mit Peter Levines „Somatic Experiencing" (SE). Er beschreibt sich als beeinflusst von Sigmund Freund, Carl Rogers, Erik Erickson und dem russischen Schauspieler und Theaterregisseur Sergejewitsch Stanislawsky. Grand ist seit langem ein international anerkannter Experte in der Psychotraumatologie, er engagierte sich traumatherapeutisch intensiv bei vielen Opfern des elften Septembers, beim Wirbelsturm Kathrina, bei Schulmassakern – wie z.B. der Newtown-Sandy-Hook-Schule in Connecticut – und besonders auch in der Behandlung von Sporttraumata und bei Leistungsblockaden von Künstlern. Er ist auch weiterhin sehr engagiert in der methodologischen und neurowissenschaftlichen Weiterentwicklung von Brainspotting. Und als einer der wenigen Entdecker und „Erfinder" einer Methode stellt er sich auch gerne kritischen wissenschaftlichen Fragen, um Brainspotting weiter zu entwickeln, statt die Methodik zu „zementieren" und sich gegen Kritik abzuschotten.

Als Master Trainer von Brainspotting leitet er Seminare zur Traumabehandlung und zur Leistungssteigerung („Performance Enhancement") in den USA, Südamerika, Europa, Südafrika, dem nahen und mittleren Osten, in Asien und Australien, bildet also in nahezu allen Teilen der Welt Therapeuten und Trainer aus und sorgt für internationale Verbreitung dieser noch relativ jungen neuropsychotherapeutischen Methode. Mittlerweile hat er weit über 13.000 Therapeuten und mehr als 60 internationale Trainer (Stand 2019) in der Brainspotting-Methodik ausgebildet. Letztere werden von ihm selbst ausgesucht und auch persönlich trainiert – man kann sich also nicht einfach bei ihm melden und ihm mitteilen, man würde gerne Brainspottingtrainer werden.

Er ist auch Entwickler und Produzent von CDs zur akustischen bi(o)lateralen Stimulierung (**www.biolateral.com**) und Buchautor – auch zu EMDR und zur Arbeit mit BSP für Sporttraumata. Die biolateralen CDs werden von ihm oft auch als „gentle-brain-sweeping", als freundliche „Hirnmassage" bezeichnet und werden beim Brainspottingprozess zur Unterstützung eingesetzt, können aber aufgrund ihres freundlichen und langsamen „Pendelns" zwischen dem linken und rechten akustischen Kanal auch zu Entspannungszwecken eingesetzt werden. Die Idee, jeweils das linke und das rechte Ohr im Wechsel sanft zu beschallen, stammt noch aus den EMDR-Zeiten von David Grand. Bekanntlich wird bei diesem Verfahren u.a. durch die mäßig bis schnellen Fingerbewegungen des Therapeuten der Klient dazu angehalten, diesen mit den Augen zu folgen. Dies kann aber auch taktil oder über die akustischen Kanäle erfolgen. Die Hypothese hierzu lautet, dass der durch traumatische Erfahrungen möglicherweise gestörte oder unterbrochene Informationsaustausch zwischen linker und rechter Hirnhemisphäre aktiviert und die Prozessierung von Traumamaterial unterstützt wird.

Nach der Entdeckung von Brainspotting dachte David Grand eigentlich, er könne nun auf diese akustische bilaterale Unterstützung verzichten. Seine Klienten waren aber damit nicht einverstanden, denn sie fanden mehrheitlich die CDs unterstützend, angenehm und hilfreich. In der täglichen Praxis zeigt sich allerdings, dass man als Therapeut auf den Einsatz der CDs bei sehr hoch belasteten oder sehr sensiblen Klienten verzichten sollte, weil dies zu einer Überforderung und Überstimulierung führen kann. Es empfiehlt sich, deshalb immer die Klienten zu fragen und deren Reaktionen sehr ernst zu nehmen.

In seinem Grundlagenwerk zu Brainspotting, das 2014 auf Deutsch im VAK-Verlag erschien, beschreibt David Grand, dass er damals im Jahre 2003 keineswegs auf der

Suche nach einer neuen Therapie gewesen sei – jedenfalls nicht bewusst. Die Entdeckung sei einfach *geschehen,* dass es ihm jedenfalls so vorgekommen sei. Bis dahin habe er erfolgreich die Methoden anderer genutzt. Ursprünglich habe er Anfang der 1980er-Jahre eine Ausbildung als psychoanalytischer Psychotherapeut bei der Society for Psychoanalytic Study and Research auf Long Island in New York absolviert. 1993 habe er eine weitere Ausbildung in EMDR (Eye Movement Desensitization and Reprocessing), einer eher verfahrens-orientierten Gehirnkörpertechnik gemacht. 1999 habe er Somatic Experiencing (SE) kennen gelernt, eine stark körperorientierte Methode. Er habe schließlich Psychoanalyse, EMDR und SE zum von ihm so genannten *Natural Flow EMDR* integriert, einer therapeutischen Methode, die auf alle drei Ansätze zurückgriff. Diese integrative Methode habe er in seinem ersten Buch: „EMDR – Ein Durchbruch in der Psychotherapie" beschrieben, das elf Tage vor den Anschlägen auf das World Trade Center am 11. September 2001 erschien.

Unmittelbar danach habe er mit mehr als hundert Überlebenden der Terroranschläge traumatherapeutisch gearbeitet. Dies habe ihn höchst intensiv damit konfrontiert, wie Menschen kollektiv und individuell von außergewöhnlichen, überwältigenden und schrecklichen Ereignissen betroffen sein können. Immer wieder habe er mit jedem Leidtragenden diese katastrophale Erfahrung aufs Neue aus verschiedenen Blickwinkeln mit durcherleben müssen – bis er sich schließlich so ausgebrannt gefühlt hätte, dass er auf der Suche nach Wegen, sein inneres Gleichgewicht wieder zu finden, auf die kreative Idee gekommen sei, ein Theaterstück mit dem Titel „I Witness – ich bin Zeuge" zu schreiben.

Da er das Entsetzen so vieler über einen so konzentrierten Zeitraum als Zeuge habe miterleben müssen, habe sich seine ohnehin bereits geschärfte Beobachtungsgabe noch weiter geschärft. Er habe gelernt, sowohl bewusst als auch unbewusst die physischen und physiologischen Hinweise und Signale von Klienten so scharf zu beobachten, dass es manchmal fast schien, als wüsste er bereits, was kommen würde, bevor es tatsächlich geschah. In diesem Zustand erhöhter Aufnahmebereitschaft und Aufmerksamkeit, in dem er sehr genau auf seine Klienten eingestellt war, habe er Brainspotting entdeckt. Erst sehr viel später bezeichnete er diese wichtige Grundvoraussetzung als *„dual attunement"* – die Bereitschaft und Fähigkeit, sich auf der Beziehungsebene emotional auf den Klienten einzulassen und damit die Grundvorrausetzung für ein vertrauensvolles Arbeitsbündnis herzustellen und gleichzeitig höchst wachsam auf die physischen und physiologischen Signale des Klienten zu achten und ihn sozusagen bei seinen Verarbeitungsblockaden „abzuholen". Inzwischen fragt er sich als selbst psychoanalytisch ausgebildeter Psychotherapeut gelegentlich, warum so wichtige Informationen, die sich in Mimik und Körperausdruck eines Patienten zeigen, in der Psychoanalyse ungenutzt bleiben.

David Grand ordnet Brainspotting unter die körper- und gehirnbasierten Therapien ein – anders als die jahrzehntelang praktizierten Varianten gesprächsorientierter Psychotherapien, die mit Sigmund Freuds „Talking Cure" ihren Anfang nahmen. Die meisten dieser Ansätze sind seiner Meinung nach zwar beziehungsbasiert und verlangen, dass der Therapeut in hohem Maße auf seinen Klienten oder Patienten eingestimmt ist, sie sind jedoch in der Mehrzahl nicht fokussiert und erfordern meist monate- oder jahrelange Sitzungen, bis eine Entlastung oder Veränderung eintritt.

Die meisten eher „technischen", d.h. von Techniken geprägten Therapien (einschließlich EMDR) legen seiner Meinung nach den Schwerpunkt auf Verfahrensweisen, die der Klient zu befolgen hat, sie sind meistens zu manualisiert und zu stark strukturiert und damit weniger beziehungsorientiert. Sie verlangen, dass der Therapeut den Klienten durch bestimmte vorgegebene Schritte leitet. Durch das Maß an Aufmerksamkeit, das der Technik geschenkt wird, so meint David Grand, wird die Aufmerksamkeit vom eigentlichen Kern der Beziehung zwischen dem Klienten und dem Therapeuten abgelenkt.

Im Gegensatz hierzu baut das von ihm entdeckte und entwickelte Brainspotting auf einem Modell auf, bei dem der Therapeut sowohl auf den Klienten als auch auf die Gehirnprozesse des Klienten eingestimmt ist – er spricht oft von der „attuned presence" des Therapeuten. Bei Brainspotting muss also weder das relationale Eingestimmtsein auf der Beziehungsebene noch das Eingestimmtsein auf die Gehirnkörperprozesse des Klienten zugunsten des jeweils anderen Bereiches geopfert werden. Wenn beide Feinabstimmungen miteinander verwoben werden, so schreibt David Grand, ist der Heilungsprozess weitaus stärker und dauerhafter. Eine Erfahrung, die ich selbst nur bestätigen und unterstreichen kann, auch wenn ich z.B. mit der sog. Screen-Technik durchaus auch gute Erfahrungen gemacht habe.

Mein früherer Lehrer und Mentor Gottfried Fischer, der Pionier der Psychotraumatologie in Deutschland, hatte sich bereits in den 90er-Jahren des letzten Jahrtausends grundlegend mit der Frage beschäftigt, was einen Patienten eigentlich veranlassen könnte, sich auf einen Veränderungsprozess einzulassen. Er kam in vielen Veröffentlichungen hierzu (zuletzt Fischer, 2011) zu der Überzeugung, dass es letztendlich die emotionale Einsicht sein muss, die eine therapeutische Veränderung bewirkt und entwickelte daraus sein auch an Hegel orientiertes *„dialektisches Veränderungsmodell"* (Fischer, 1989, 1996, 2007, 2010, 2011). Der Autor dieses Buches hat hiervon in „normalen" Behandlungsfällen sehr viel profitiert, stieß jedoch spätestens bei der Arbeit mit traumatisierten Menschen an Grenzen, denn hier schien Einsicht keineswegs weiter zu helfen – im Gegenteil, es drohte die affektive „Überschwemmung" mit traumatischem Material.

Dank der auch von Gerald Hüther immer wieder betonten Erkenntnis, dass unser Gehirn überwiegend in Bildern denkt (z.B. „Die Macht der inneren Bilder", Hüther, 2004), wurde ihm deutlich, dass das Hirn traumatisierter Menschen nicht neue Einsichten braucht, sondern auch neue Bilder oder – wie Gunther Schmidt, der „Erfinder" und Entwickler der *Hypnosystemik* in Deutschland – es gelegentlich etwas flapsig formuliert: „Wir machen einen Häkelkurs" – an die alten traumatischen, meist bildhaften Erfahrungen müssen neue neutrale oder positive bildhafte Erfahrungen in einem neuen und ungefährlichen Kontext „rangehäkelt" werden. Dann sieht die Amygdala als „Feuermelder" unseres Hirns keine Veranlassung mehr, Alarm zu schlagen und das Hirn erneut mit Stress-Hormonen zu überschwemmen.

Angesichts vieler positiver Erfahrungen mit der ikonisch angelegten *Screen-Technik* veröffentlichte der Autor 2013 die Arbeit: „Neue Bilder braucht das Hirn – semiotische Progression durch bildhafte Einsicht, Zeugenschaft und feinfühlige Begleitung" (Wolfrum, 2013). Als ebenfalls ursprünglich analytisch ausgebildeter Psychotherapeut hatte ich immer eine gewisse Abneigung gegen manualisierte Verfahren und ein allzu einengendes strukturiertes Vorgehen, war aber doch erstaunt, wie sehr neue innere Bilder das Erleben von Patienten verändern können. Noch mehr überraschte mich, dass mehrere Patienten berichteten, durch die Screen-Sitzungen hätten sich auch erlebte Veränderungen in anderen Lebensbereichen ergeben, die mit dem bearbeiteten Thema gar nicht direkt etwas zu tun hatten. Hätte der Autor jedoch damals David Grand bereits persönlich gekannt und verstanden, was Brainspotting bedeuten kann, wäre ihm klargeworden, wie wichtig es ist, noch einen Schritt weiter zu gehen und den Körper „sprechen zu lassen" – die vermutlich tiefste Verarbeitungsebene. Noch sehr viel direkter und schneller als bei Screensitzungen werden durch Brainspotting – wie bereits erwähnt –

Affektbrücken freigesetzt – ein Begriff, den John Watkins bereits 1997 für die affektive Verknüpfung ähnlicher im Gehirn gespeicherter Erfahrungen geprägt hatte. Meist sehr schnell wird darüber sichtbar und spürbar, wo die aktuelle Symptombelastung ihre eigentlichen Wurzeln hat: Das Gehirn scheint im überwiegenden Selbstdialog mit seinem Stressverarbeitungssystem sehr gut in der Lage zu sein, Erfahrungen dorthin zu sortieren, wo sie ihren Anfang genommen haben. Damit können die unverarbeiteten, oft „eingefrorenen" Anteile traumatischer Erfahrungen einer neuen und oft erstmalig besseren Verarbeitung zugeführt werden.

Die zufällige Entdeckung, dass diese Freisetzung blockierter Erfahrungen über das Abscannen des Gesichtsfeldes möglich ist, bleibt das Verdienst von David Grand, womit er meiner festen Überzeugung nach einen *Paradigmenwechsel* in der Psychotherapie eingeleitet hat, vielleicht noch mehr als dies Francine Shapiro getan hat. Vielleicht bestätigt der von ihm entdeckte neurobiologische Zugang mit sehr wohl psychologischen Konsequenzen und Auswirkungen auf das Erleben und Verhalten eines Menschen auf die radikalste Weise, wie sehr das alte Descartsche Leib-Seele-Problem überholt ist: Nach den Erkenntnissen der modernen Hirnforschung dürfte es sich in Wahrheit wohl eher um zwei Seiten einer Medaille handeln – Leib und Seele sind weder trennbar noch gehören „hardware" und „software" verschiedenen Welten an, sondern bedingen sich gegenseitig. Nicht nur Gerald Hüther, auch andere Hirnforscher, betonen wiederholt, dass das Gehirn ein Beziehungsorgan ist – „Struktur gewordene Erfahrung" – jede bedeutsame Erfahrung wird zur morphologischen Struktur. Und wenn dies tatsächlich so ist, dass das Hirn mit seinen 60 bis 100 Milliarden (!) Neuronen, 1000 Billionen Synapsen und der Möglichkeit 10 hoch 150 unterschiedliche Zustände – also 10 hoch 150 Kombinations-Möglichkeiten der Vernetzung – zu generieren in der Lage ist, auf der Basis unserer genetischen Ausstattung psychosoziale Erfahrungen als morphologische Strukturen niederzuschreiben und diese unser weiteres Denken und Handeln bestimmen, wo ist dann die Grenze zwischen Psyche und Soma? Erlebtes wird in ein neuronales Muster verändert, diese Veränderungen werden ab diesem Zeitpunkt auch mein Denken und Handeln verändern – die Trennung von Psyche und Soma dürfte also ziemlich unsinnig sein. Nicht zu vergessen – inzwischen weiß man, dass eine lebenslange Neurogenese besteht, ganz sicher in der Hippokampusformation, auch im Bulbus olfactorius, den Riechzellen der Nase und möglicherweise auch in den Bereichen, die bei Psychotherapie eine Rolle spielen. Ohne Übertreibung kann man dementsprechend wohl behaupten, dass Psychotherapie Neurogenese zumindest „anregt". Ist diese auf bessere Stressverarbeitung hin orientiert und beziehungsgeleitet, kann man von einer verbesserten Stressregulation ausgehen, die auf die Dauer sicherlich Adrenalin und Noradrenalin „herunterzufahren" in der Lage ist und ebenso das Oxytocin ansteigen läßt. All dies hat mit Sicherheit günstige Auswirkungen auf den Hippokampus und die Stressverarbeitungsfähigkeiten eines Menschen.

Psychotherapiekollegen wundern sich bei der ersten Konfrontation mit Brainspotting gelegentlich über das, was in den therapeutischen Prozessen zu beobachten ist, und äußern dann z. B.: „Aber das ist ja reine Physiologie oder Neurobiologie". Ja, aber vielleicht bestätigt dies genau die oben beschriebene Untrennbarkeit von Psyche und Soma, dass eben durch den neurobiologischen Zugang und über die physiologische Ebene erhebliche psychotherapeutische Effekte ausgelöst werden können. Aber genau wissen wir es natürlich nicht, weil es noch viel zu wenig Forschung zu den Phänomenen von Brainspotting gibt. Dass aber all unserem Erleben, Denken, Fühlen und Verhalten ein neurobiologisch-physiologisches Substrat zugrunde liegt, dürfte unbestritten sein.

Auch die Geschichte der Entdeckung der *auditiven Bilateralstimulation* soll hier kurz erzählt werden. Als an gehirnbasierten interessierter und im EMDR-Verfahren ausgebildeter Psychotherapeut begann David Grand bereits in den 1990er Jahren viele Modifikationen einzuführen, die ihn schließlich zu seinem eigenen Ansatz, dem *Natural-Flow-EMDR* geführt hatten. Der *Biolateral Sound* war eine seiner frühen Entdeckungen, nachdem man nach der Einführung von EMDR bald entdeckt hatte, dass es neben der Links-rechts-Augenbewegung-Stimulation noch andere Möglichkeiten gab, um den Informationsfluss zwischen der linken und rechten Hirnhemisphäre – so die Theorie von EMDR – zu stimulieren und so einen bilateralen Effekt zu erzeugen. Eine der Möglichkeiten war die auditive Stimulation: Der Therapeut sollte möglichst nahe am Ohr des Klienten abwechselnd rechts und links mit den Fingern schnipsen. Dies kam David Grand ebenso wie mir nicht nur seltsam vor, sondern es gab auch kaum jemanden, der dies dauerhaft zu praktizieren in der Lage war. Schließlich entwickelte jemand eine Soundbox mit Kopfhörern, die abwechselnd Töne an das linke und rechte Ohr schickten, Geschwindigkeit und Lautstärke der Töne konnten eingestellt werden, aber die Töne waren nach David Grands Aussagen eher unangenehm und nervig. Er kaufte die Soundbox dennoch, probierte sie aus und war von ihrer Wirksamkeit überrascht. Einige Patienten hätten sie sogar lieber benutzt, als sich auf die Links-rechts-Augenbewegungen einzulassen. David Grand begann, den Patienten diese Soundboxen auszuleihen oder zu empfehlen, sich diese selbst zu kaufen. Die meisten scheuten jedoch davor zurück, hundert Dollar für ein Gerät auszugeben, das nur unangenehme Töne produzierte. Nach monatelangen Überlegungen ging Grand schließlich zusammen mit einem Freund in ein Tonstudio in Brooklyn und kam zehn Stunden später um zwei Uhr morgens mit einer Kassette wieder heraus, die ihn bezüglich ihrer Effekte nachhaltig beeindruckte. Bei den meisten Patienten kam die Bilateralmusik sehr gut an, billige Kopien konnten angefertigt werden. Im Laufe der Jahre wurde die Technik immer weiter verfeinert, so dass die Bezeichnung „gentle brain massage/sweeping" – sanfte Gehirnmassage – nun berechtigt war und diese Bilateralstimulation offensichtlich auch den Brainspotting-Verarbeitungsprozess nachhaltig unterstützt.

Abschließend sei noch angemerkt, dass sich jedem „ordentlich" ausgebildeten Psychotherapeuten – egal ob psychoanalytisch oder verhaltenstherapeutisch oder gesprächspsychotherapeutisch orientiert – in der anfänglichen Auseinandersetzung mit Brainspotting möglicherweise viele Haare aufstellen werden, und er die Erfahrung hochhalten wird, dass traumatische Lebenserfahrungen systematisch „durchgearbeitet" oder mit traumaspezifischen manualisierten Verfahren bearbeitet werden müssen – so habe ich früher auch gedacht, wurde aber durch die meist überraschenden Erfahrungen mit Brainspotting eines Besseren belehrt, zumal das Verfahren nicht nur nachhaltiger ist, sondern auch deutlich schonender für die Patienten.

3. Zugangsmöglichkeiten zu einem Brainspot

Auf dem Weg zu einem Trainertraining bei David Grand in New York fragte mich der Immigration Officer am Flughafen in Newark, was ich denn in New York wolle. Ich antwortete ihm, dass ich Psychotherapie, speziell Brainspotting, zu lernen beabsichtige: „Oh, what is this?" Ich stellte mich ihm gegenüber und erklärte ihm: „I will go in emotional contact with you and I will explore your visual field – and you will react!" Er entließ mich sehr schnell, denn diese Erfahrung wollte er wohl doch nicht machen – ist ja auch nicht sein Job. Jedenfalls war dies vermutlich die kürzeste Erklärung für das, was bei Brainspotting als Voraussetzung für einen Verarbeitungsprozess passieren muss.

David Grand spricht im Englischen von „Accesses", was man wohl am besten mit „Zugängen" oder vielleicht auch „Fenstern" übersetzen könnte, und meint damit die von ihm nach und nach entdeckten Möglichkeiten, einen *„Brainspot"* ausfindig zu machen. Bei der Eiskunstläuferin Karen „scannte" er ihr Gesichtsfeld mit einer sehr langsamen Handbewegung („Natural Flow EMDR"), während sie sich ihr Scheitern beim Tripple loop auf dem Eis in Zeitlupe vorstellen sollte. Er beobachtete also „von außen" ihre Reaktionen und entdeckte an einer ganz bestimmten Stelle das, was er als Einfrieren und Flattern der Augen beschrieb. Instinktiv behielt er seinen Arm mit der Hand und dem Finger, auf den die Patientin starrte, unbewegt an dieser Stelle, für mindestens zwanzig, wenn nicht dreißig Minuten. Später nannte er dieses methodische Vorgehen das *„äußere Fenster"*, denn dieses Auffinden dieses Brainspots löste die erwähnte Sturzflut von traumatischem Material aus. Entdeckt hatte er diesen *Brainspot,* diesen Zugang zu bislang blockiertem traumatischem Material von außen, über die unwillkürlichen Reaktionen der Eiskunstläuferin. Was ihn dabei am meisten überrascht hätte – so schreibt er – war, dass mit dem Entdecken des Brainspots all das an traumatischem Material freigesetzt und gelöst worden sei, was in dem ganzen vorangegangenen Jahr mit der Natural-Flow-EMDR-Therapie in wöchentlichen neunzigminütigen Sitzungen nicht gelungen sei, wovon er aber geglaubt hatte, es bereits durchgearbeitet zu haben. Am nächsten Morgen habe ihn übrigens Karen angerufen, um mitzuteilen, dass sie den dreifachen Rittberger mittlerweile bereits mehrfach geschafft hätte – „I did it again and again and again" – ohne jedes Problem. Dies war die Geburtsstunde von Brainspotting.

Später ging Grand dazu über, die Klienten beim langsamen Abscannen ihres Gesichtsfeldes zu fragen, ob sie eine signifikante Reaktion ihres Körpers bei der Blickverfolgung des „Pointers" – eines ausziehbaren Zeigestabes – eher auf der rechten, der linken Seite oder in der Mitte spüren würden. Dies nannte er das *„Innere Fenster"*, denn hier wird der Klient befragt und aufgefordert, die eigenen Körperreaktionen zu beobachten. Tatsächlich ist es in den meisten Fällen beim „Abscannen" des Gesichtsfeldes höchst verblüffend, wie genau einem die Klienten sagen, wo der *Brainspot* liegt: „Bitte noch ein kleines bisschen weiter nach rechts oder links und ein bisschen weiter nach oben oder unten". Letzteres entspricht dann nicht nur dem Finden des Brainspots auf der *X-Achse,* sondern auch auf der *Y-Achse,* der Höhenachse. Später nutzte Grand auch noch die Möglichkeiten, die sogenannte *Z-Achse,* also die räumliche Nähe bzw. Distanz zum Klienten mit differenzierten Effekten zu nutzen.

Die Frage der Praxistauglichkeit der neu entdeckten Methode rückte für David Grand zunehmend mehr in den Fokus, denn es fiel ihm zunehmend schwerer, in einer nach der anderen Sitzung die ausgestreckte Hand hochzuhalten und für längere Zeit in dieser ausgestreckten Position zu belassen. Mit diesem Problem im Hinterkopf habe er – so berichtet er – seine in Queens lebende Mutter besucht und sich das nach dem Tod des Vaters unverändert belassene Arbeitszimmer angesehen. Dieser war als Vortragsredner in vielen Ländern der Welt unterwegs gewesen, es fanden sich viele Stifte, Papiere, Büroklammern – und ein silberner Teleskopzeigestock, ein Pointer – und das Problem war gelöst. Mittlerweile hat David Grand immer eine ganze Sammlung von Pointern bei sich und lässt den Klienten jeweils einen aussuchen – am beliebtesten war bislang der rote – von den Insiderkollegen als „Ferrari" bezeichnet.

Das grundsätzliche Motto von Brainspotting lautet: *„Wohin wir schauen, hat Einfluss darauf, was und wie wir uns fühlen"*. Schon der Volksmund und Shakespeare-Freunde wissen, dass die Augen Fenster zur Seele sind, beide sind untrennbar miteinander verbunden, die Augen ein Teil des Gehirns. Bei uns „Augenmenschen" investiert das Gehirn neben den internen Verarbeitungsprozessen – von denen wir fast gar nichts mitbekommen – sehr viel Energie in die optische Informationsverarbeitung. Auch dies geschieht natürlich höchst unwillkürlich und unbewusst. Nicht zuletzt verbraucht die sogenannte *Orientierungsreaktion* auf alles Neue und Unerwartete viel Energie, denn sie dient dazu, unser Überleben zu sichern. Genau deswegen ist es auch höchst spannend, die Augen eines Menschen beim Sprechen über belastendes Material zu beobachten. Meist geschieht das, was David Grand als „gazing" bezeichnet hat, das spontane Starren oder „Glotzen" beim Berichten auf einen bestimmten Blickpunkt, ohne dass der Betreffende dies bewusst wahrnehmen würde. Grand entwickelte hieraus das *Gazespotting* als weitere Zugangsmöglichkeit zu gespeicherten Erfahrungen, deren Verarbeitung blockiert blieb. Übrigens sind die meisten Menschen sehr erstaunt, wenn man sie darauf aufmerksam macht, dass sie während des Erzählens einen bestimmten Blickpunkt fixiert gehalten haben, denn dies geschieht meist völlig unbewusst.

Angeregt durch Frederic Schiffers „Dual-Brain-Psychology" und Experimente mit halb durchlässigen Brillen nahm David Grand später auch noch das *„One-Eye-Spotting"* hinzu, die therapeutische Arbeit mit Brillen, welche die Möglichkeit bieten, das jeweils eine oder andere Auge abzudecken und damit zu ermitteln, welches Auge das sog. „Aktivierungs-Auge" und welches das „Ressourcen-Auge" sein könnte, um damit den Aktivierungsprozess zu „titrieren". Und schließlich ist nach dem Abscannen der X- und auch der Y-Achse naheliegend, schließlich auch die von David Grand so benannte *Z-Achse* mit einzubeziehen – also den Abstand zwischen dem Gesichtsfeld des Klienten und dem Pointer zu variieren, und so nach weiteren Reaktionsunterschieden zu suchen. Das Gesichtsfeld bietet über Brainspotting also vielfache Möglichkeiten, einen „Zugang" zu belastendem Material zu finden und dem Hirn zu helfen, dieses Material „abfließen" zu lassen oder besser gesagt: dem Hirn zu helfen, aus einer bestehenden *Dysregulation* in eine *bessere Selbstregulation* zu kommen, ohne dabei in seinen Verarbeitungsmöglichkeiten überfordert zu werden.

Tatsächlich scheint ein wesentliches Kennzeichen von traumatischem Material zu sein, dass es die Verarbeitungsfähigkeiten des Gehirns überfordert und damit „Splitter" oder Teile der traumatischen Erfahrung in unverarbeitetem Zustand erstarrt oder „eingefroren" im Hirn „stecken bleiben". Neurobiologisch gesehen spielt in diesem Zusammenhang der *Hippokampus* eine große Rolle, denn er ist unter traumatischen Situationsbedingungen nicht mehr in der Lage, seine Synthetisierungs- oder Konsolidierungsfunktion wahrzunehmen, d.h. all die auf unterschiedlichen Sinneskanälen einlaufenden Informationen kontextbezogen zu synthetisieren, sprichwörtlich also die einzelnen Blumen zu einem gesamten Blumenstrauß zusammenzubinden und diesen einzuordnen. Möglicherweise wird durch Brainspotting in einer geschützten und sicheren therapeutischen Situation durch das Auffinden eines Brainspots genau dies nachträglich ermöglicht. Dies sind jedoch alles spekulative Überlegungen, denn noch immer gibt es viel zu wenig Forschungsbefunde, die dies belegen könnten.

4. Was ist ein Brainspot?

Wie bereits erwähnt, lautet das grundsätzliche Motto von Brainspotting: *„Wohin wir schauen, hat Einfluss darauf, wie wir uns fühlen."* Wenn wir an etwas Belastendes denken, kann sich unsere Gefühlslage abhängig davon, wohin wir unseren Blick richten, verändern. Unsere Augen und unser Gehirn sind untrennbar miteinander verbunden – wie bereits erwähnt, spricht der Volksmund nicht umsonst vom „Fenster zur Seele". Unsere Augen scannen auf natürliche Weise die äußere Umwelt nach Informationen und auch Gefahren ab. Im BSP werden die Augen genutzt, um die *innere Welt* – die Netzwerke unseres Gehirns – nach relevanten Informationen abzusuchen. Indem wir unseren Blick auf eine bestimmte *äußere Stelle* gerichtet halten, können wir offensichtlich den Fokus unserer Wahrnehmung auch auf jene *inneren Bereiche* richten, wo traumatische Erfahrungen gespeichert sind. Auf diese Weise wird eine tiefgreifende Verarbeitung möglich, die zur Lösung und Befreiung von traumatischem Stress führen kann. Erste spekulative Hypothesen – Forschungsbefunde fehlen leider noch – gehen davon aus, dass durch das Abscannen des Gesichtsfeldes und die Fokussierung auf den Pointer nicht nur so etwas wie eine leichte Trance induziert wird, sondern aufgrund des reduzierten Informationseinstromes von außen das Gehirn möglicherweise leichter in den Ruhemodus *(Default-Mode-Network)* gehen kann, und damit der Zugang zu den Gedächtnissystemen erleichtert wird. Patienten, die dem Brainspottingverfahren anfangs sehr skeptisch gegenüberstanden, berichten oft, dass es ihnen tatsächlich geholfen hätte, die Blickorientierung auf den Pointer zu halten, dadurch mehr Ruhe in sich selbst zuzulassen und diese auch zu spüren – manchmal sogar „zu genießen". Aber – wie gesagt – bewiesen ist noch gar nichts, aber diese Hypothesen scheinen plausibel.

Als *Brainspot* (brain = Gehirn; spotting = erspähen, erblicken) wird diejenige relevante Blickorientierung bezeichnet, die angesichts der Aktivierung belastender Erfahrungen mit der stärksten Körperreaktion des Klienten einhergeht und dementsprechend auf die Aktivierung stress- bzw. traumaassoziierter Hirnprozesse schließen lässt. Im Sinne einer *Aufmerksamkeitsverschiebung* scheint die fokussierte Augenposition den Abruf belastungsrelevanter Gedächtnisinhalte (traumaassoziierte Netzwerke und Reaktionsmuster) zu unterstützen. Der methodische Einsatz des Visualsystems (Blickrichtung, Fokus, Aufmerksamkeitsverschiebung nach innen) könnten – so das hier vertretene Modell – im kontrollierten Rahmen der besonderen therapeutischen Beziehung die Stress- und Traumaverarbeitung und somit die Regulationsfähigkeit des Stressverarbeitungssystems befördern.

Mittlerweile gibt es übrigens erste erfolgversprechende Versuche, statt des Visualsystems die akustische Verarbeitungsebene zum Scannen zu nutzen. Beim sog. Audio-Fokus (Mecke, 2018) soll der Klient nach der anfänglichen Aktivierung mit einer Belastungserfahrung angeben, wo im Raum er die stärkste Aktivierung auf eine um ihn herum geführte Schallquelle mit unterschiedlichsten Klang-Qualitäten erlebt. Erste Erfahrungen sind vielversprechend, da ontogenetisch gesehen das auditive System gegenüber dem Visualsystem das ältere ist und im Mutterleib früher ausreift – dementsprechend also noch tiefere Prozesse möglich sein könnten. Noch spannender könnte der Einbezug des Geruchssystems sein – der einzige Sinneskanal, der nicht über den

Thalamus läuft, sondern direkt die Amygdala ansteuert – vielleicht ein evolutionsbiologischer Überlebensvorteil? Dies dürfte sich jedoch technisch noch weitaus schwieriger gestalten. Aber vielleicht kommt ja mal jemand auf eine geniale Idee, wie dies durchführbar wäre.

Vielleicht ist es hier zwischendurch auch mal sinnvoll, die Frage zu stellen, wozu wir überhaupt ein Gehirn brauchen? Vielleicht um zu denken, um Probleme zu lösen, um uns in der Welt zurechtzufinden, um körperliche Prozesse zu koordinieren? Die wichtigste und existentiellste Aufgabe unseres Gehirns besteht zweifellos darin, unser Überleben zu sichern. Hierzu gibt es einen *Überlebensinstinkt,* auf den man sich normalerweise auch verlassen kann – sofern man nicht schon lange den Bezug zu sich selbst verloren hat. Darüber hinaus ist das Gehirn vor allem in den tieferen Zentren des Stammhirns in jeder Sekunde damit beschäftigt, interne *Regulationsprozesse* vorzunehmen. Von diesen nehmen wir im Normalfall wenig wahr, sie funktionieren vollautomatisch. Jede äußere oder innere Veränderung muss vom System „gegenreguliert" werden: Bei jeder Nahrungsaufnahme muss das Säure-Basen-Gleichgewicht des Magens neu einreguliert werden, bei jeder körperlichen Anstrengung müssen der Blutdruck oder die Homöostase zwischen dem aktivierenden Strang des vegetativen Nervensystems, dem sog. Sympathikus und seinem Gegenspieler, dem Parasympathikus, neu einreguliert werden. Bei jeder Ortsveränderung von drinnen nach draußen und umgekehrt muss das Temperatursystem neu einreguliert werden. Das Gleiche gilt für das Immunsystem und eine sehr große Anzahl interner Regulationssysteme – würde das Bewusstsein dies alles mitbekommen, wären wir völlig überfordert und würden wahrscheinlich verrückt werden.

David Grand bezeichnet in seinem 2014 auf Deutsch veröffentlichten Buch das Gehirn als den „ultimativen Scanner", der jede Zelle im Körper sowie auch sich selbst überwacht, 24 Stunden am Tag und sieben Tage in der Woche. Brainspotting mache sich diese Fähigkeit des Scannens und ebenso die Fähigkeiten des Gehirns zunutze, Dinge zu verarbeiten und auch sich selbst zu heilen. Dementsprechend könnte man Brainspotting auch als „a wise therapy" bezeichnen, bei der dem denkenden und vor allem dem beobachtenden Teil des Gehirns beigebracht werden kann, den Heilungsprozess zu unterstützen.

Traumatische Lebenserfahrungen scheinen diese systemimmanente Regulationsfähigkeit unseres Stressverarbeitungssystems außer Kraft zu setzen oder zumindest zu

Blockaden und damit aller Wahrscheinlichkeit energetischen „Schieflagen“ zu führen. Das System ist aus eigener Kraft nicht mehr in der Lage, eine *Homöostase,* ein Gleichgewicht der Systeme herzustellen. Hält diese „Schieflage“ dauerhaft an, folgt in der Regel Symptomentwicklung auch im Sinne einer *„Sequestrierung“* – einer Einkapselung – mit nachfolgenden psychosomatischen Symptomentwicklungen oder im Extrem Persönlichkeitsveränderungen, deren Ätiologie selten jemand hinterfragt.

Der *Brainspot* wird durch „Scannen“ des Gesichtsfeldes ermittelt, nachdem der Klient zuvor gebeten wurde, mit der belastenden alten Erfahrung innerlich in Kontakt zu gehen, z.B. zugehörige Bilder aufzurufen und sich zu fragen, wo im Körper eine dazu gehörige Aktivierung zu spüren ist. Diese *Aktivierung* wird entsprechend der von Joseph Wolpe (1969) entwickelten *SUD-Skala* („subject units of discomfort“ mit Null = keinerlei Beeinträchtigung und zehn Punkten für die maximale Ausprägung) quantifiziert. Beim Abscannen des Gesichtsfeldes treten meist spontan Körperempfindungen, Bilder, Gefühle oder Erinnerungen auf, das Ganze kann aber auch völlig unspektakulär ablaufen und trotzdem findet Verarbeitung statt. Während dieser Aktivierung kann es zu unterschiedlichen unwillkürlichen Reaktionsmustern („Reflexen“), wie z.B. Blinzeln, Zuckungen der Augen, Flattern, Starren, Schlucken, Gähnen, Stirnrunzeln, Schnauben, Lippenlecken oder auch Körperzuckungen kommen. Diese Reaktionen sind dem Klienten fast nie bewusst, können aber bei genauer Beobachtung des Gesichtsfeldes „von außen“ sehr wohl wahrgenommen werden. Diese „fokussierte Aktivierung“, d.h. Fixierung der Augenposition auf den gefundenen Brainspot unterstützt Verarbeitungsprozesse, die die Integration belastender Erfahrungen ermöglichen. Wie dies genau vonstatten geht, muss weiterer Forschung im neurobiologisch-physiologischen Bereich vorbehalten bleiben. Bislang gibt es nur Hypothesen, die davon ausgehen, dass die optische Informationsaufnahme über die Augen und die Sehbahn an die tiefer gelegenen emotionalen Verarbeitungszentren weitergeleitet wird und über die sog. *Colliculi superiores* am Mittelhirndach Verstärkung sowohl durch den akustischen Input über die Biolateral-CDs bekommt als auch über den somatischen Input, der mit interner Körperwahrnehmung hauptsächlich über die *Insula,* also mit der Frage, „was spüre ich im Moment im Körper“? verstärkt wird.

Auf die Bedeutsamkeit der *Colliculi superiores* machten Baek und Mitarbeiter (Baek et al. 2019) als auch Manfred Spitzer (2019) in einer Studie über bilaterale Stimulation am Tiermodell aufmerksam. Dabei zeigen sich die Colliculi superiores nicht nur als

Zentrum der Kontrolle von Aufmerksamkeit im Sinne eines „Anspringens" bei Orientierungsreaktionen, sondern auch als Repräsentanz von Priorisierungen beim Handeln – sie kodieren Salienz (Auffälligkeiten bei Wahrnehmungen) bis hin zu Bedrohungen und können für schützende Handlungen sorgen. Spitzer vermutet darüber hinaus, dass die Colliculi superiores das leisten, was in der Mathematik „Normalisierung" genannt wird – eine grundlegende Funktion des Gehirns: Unmittelbare Kontrolle der Aufmerksamkeit durch visuelle Blickfolgebewegungen könnte über die in den Colliculi superiores „eingebaute" Normierungsfunktion die Normalisierung von Aktivitäten bewirken und traumatisch verursachte Verzerrungen in der „Prioritätenkarte" mindern – auf weitere Forschungsbefunde darf man gespannt sein.

5. Was ist das Besondere an Brainspotting?

Brainspotting ist ein neuartiger, neuropsychotherapeutischer Ansatz, der davon ausgeht, dass therapierelevante physiologische und emotionale Empfindungen mit bestimmten Augenpositionen korrespondieren und über das Gesichtsfeld zielgerichtet aktiviert werden können. Hierdurch eignet sich BSP nicht nur zur Bearbeitung traumatischer Erfahrungen, sondern ist auch in der Lage Leistungsblockaden zu reduzieren.

BSP nutzt zwei Wirkmechanismen, einmal die *„fokussierte Aktivierung"* impliziter Gedächtnisinhalte und zum anderen die sogenannte *„fokussierte Achtsamkeit"* im therapeutischen Prozess. Das Brainspottingmodell ist einerseits beziehungsorientiert und andererseits neurobiologisch ausgerichtet – Grand nennt dies, wie bereits mehrfach erwähnt, *„dual attunement."* Brainspotting ist dabei ein offenes Modell, das Therapeuten erlaubt, dieses Verfahren in ihre jeweils zuvor erlernten Methoden zu integrieren (Grand, 2011a). Im Übrigen ist David Grand auch nach seiner Entdeckung von Brainspotting nach wie vor dabei, auch im Kontakt mit Neurowissenschaftlern nach Erklärungen für die beobachteten Phänomene zu suchen und Brainspotting in jeder Hinsicht weiter zu entwickeln.

Ein bedeutsamer positiver Aspekt des BSP zeigt sich darin, dass es offensichtlich deutlich schonender für Patienten ist und auch das Risiko für indirekte Traumatisierungen des Therapeuten stark reduziert. Es dominieren die *Prozessaktivierung* und die dadurch möglichen *Systemveränderungen* sowie die dann mögliche *bessere Selbstregu-*

lation. Brainspotting wählt einen Zugang zur besseren Stressverarbeitung über die Körperebene bzw. die Physiologie und ermöglicht damit psychologische Effekte. Traumatische Inhalte müssen deswegen oft gar nicht ausgesprochen oder beschrieben werden – es genügt, den Prozess auf der Körperebene „anzustoßen". Eine kontrollierte, effektive Prozessaktivierung (mit der damit korrelierenden neurophysiologischen Aktivierungsebene) scheint eine Umstrukturierung einmal etablierter Stress- bzw. Traumareaktionsmuster und somit eine Zunahme an Regulationsfähigkeit und Kontrolle zu ermöglichen. Darüber hinaus können durch die Aktivierung des *„Körpergedächtnisses"* auch vorsprachliche Erfahrungen prozessiert werden, was sowohl die Klienten selbst als auch noch unerfahrene Brainspottingtherapeuten meist ziemlich überrascht. Vor allem für sehr schambesetzte Erfahrungen, insbesondere aus dem sexuellen Missbrauchsbereich, ist die weitgehende Sprachunabhängigkeit von Brainspotting äußerst hilfreich. Nicht zu vergessen ist hierbei, dass der Zugang zu einem Brainspot über die Körperreaktion und eine relevante Blickorientierung erfolgt, damit aber oft nur die „Spitze eines Eisbergs" erfasst wird. Der Rest der anfänglichen „zehnprozentigen Eisberg-Aktivierung" wird meistens nach und nach sichtbar, weil tiefer liegende Netzwerke aktiviert werden. So liegt in der Regel jeder scheinbar oberflächlichen Phobie ein tiefer liegendes Traumanetzwerk zugrunde, das nach und nach aktiviert werden und Körper, Hirn und Stressverarbeitungssystemen den Weg zu den Ursprüngen weisen kann. Dies kann in sehr spannender Weise z.B. bei den häufig zu beobachtenden und bei Betroffenen wenig beliebten Spinnenphobien beobachtet werden. Sehr häufig werden hierbei frühe Bindungstraumatisierungen sichtbar, die auch erfahrene Brainspottingtherapeuten in Erstaunen versetzen.

Im Brainspotting kommen das Äußere Fenster, das Innere Fenster, Brainspotting mit einem Auge, Gaze-Spotting, die Verwendung von Z-Achse und von Konvergenz, Doppel-Brainspotting, Rolling Spotting, Part Spotting, Brain Sweeps sowie „Proximity", Bodyspotting und das Expansion Model zur Anwendung. Wie dies genau aussieht und wie diese verschiedenen Zugänge möglich werden, lässt sich in den spezifischen Brainspotting-Trainings erlernen.

Brainspotting kann grundsätzlich eingesetzt werden in der

- Erwachsenenpsychotherapie
- Kinder- und Jugendlichenpsychotherapie
- Sportpsychologie bei Sporttraumata und bei körperlichen Sportverletzungen

- Schauspielkunst und Musik zur Performance-Steigerung sowie bei Auftrittsängsten und der
- Schmerztherapie

Genaueres hierzu erfahren Sie später, hierzu werden auch Behandlungsbeispiele aufgeführt.

„Wohin man blickt, beeinflusst was man fühlt“ (Grand, 2010). Brainspotting bedient sich eines natürlichen Phänomens, indem eine bestimmte Augenposition mithilfe eines Zeigestabes („Pointer“), auf den die Augen der Klientin gerichtet sind, exakt festgestellt wird. Wenn der am stärksten aktivierende – der belastendste – Blickorientierungspunkt gefunden ist, können beim Klienten – wie bereits angedeutet – unwillkürliche Reaktionsmuster („Reflexe“) aktiviert werden, wie z.B. vermehrtes Blinzeln, Augenzuckungen, Augenwackeln, Pupillenerweiterung, abruptes Einatmen, Verengen der Augen u.v.m.. Brainspotting scheint die *natürliche Regulationsfähigkeit* des Gehirns zur Traumaverarbeitung zu unterstützen. Dabei werden keinerlei therapeutische Hypothesen entwickelt oder Deutungen gegeben – der Prozess soll alleine durch eine begleitende, akzeptierende und neugierig-beobachtende Grundhaltung – *„the attuned presence“* – des Therapeuten ablaufen.

6. Physiologische Hintergründe und Hypothesen zu Brainspotting*

Unser Gehirn besteht aus durchschnittlich etwa 86 Milliarden Nervenzellen, welche etwa 1.000 Billionen Synapsen ausbilden können. Jede Synapse kann unterschiedliche Funktionszustände einnehmen. So ist – wie bereits erwähnt – das Gehirn in der Lage, prinzipiell bis zu 10 hoch 150 unterschiedlicher Verknüpfungsmuster und somit Funktionszustände hervorzubringen (Roth, 2014, del Monte, 2019). Das Gehirn ist für die Überwachung und die Anpassung all unserer körperlichen und mentalen Funktionen zuständig und sichert unser Überleben – das macht man sich in der Regel viel zu wenig klar. Das Gehirn ist neuroplastisch und damit ein Leben lang veränderbar – eine Erkenntnis, die drei Jahrzehnte lang umstritten war (Doidge, 2014). Je nachdem, wie und wofür wir

* Viele der folgenden Ausführungen verdanke ich sowohl Prof. Dr. rer. nat. Dr. med. habil. Gerald Hüther als auch Dr .phil .Dr. scient. med. Damir del Monte

unser Gehirn benutzen und trainieren, hat dies Auswirkungen darauf, welche Potentialitäten wir entfalten und welche Verschaltungen gebahnt werden. Durch die Aktivierung verschiedener Areale erzeugt unser Gehirn ständig neuronale Verbindungen, die durch wiederholte Aktivierung neue Schaltkreise erzeugen und durch Training zu Wachstum von Nervenzellen führen. Das bereits 1949 von dem amerikanischen Neuropsychologen Donald Hebb veröffentlichte *Hebbsche Gesetz* – „neurons that fire together wire together" (Neuronenverbände, die zusammen feuern, verknüpfen sich) – dürfte inzwischen hinreichend bekannt sein. Im Grunde genommen ist dies das Grundprinzip allen Lernens – bei traumatischen Erfahrungen aber mit besonders fatalen Auswirkungen, denn alles, was in der traumatischen Situationserfahrung im Stressverarbeitungssystem maximal aktiviert wurde, wird miteinander verschaltet. Dies erklärt, warum ein einzelner Triggerreiz die ganze Traumakaskade, alle beteiligten Netzwerke wieder auszulösen vermag – oft auch in völlig anderem Kontext und meistens sehr unerwartet.

Ebenso dürfte sich inzwischen herumgesprochen haben, dass das Gehirn als selbstreferentielles, sich selbst organisierendes, nicht-lineares und komplexes System (Schiepek, 2014, Del Monte 2016) überwiegend mit sich selbst beschäftigt ist, womit das Ausmaß der intern ablaufenden *dynamischen Prozesse* eigentlich nicht vorstellbar ist. Die Hirnforscher und Neurowissenschaftler (z.B. Gerhard Roth oder Damir del Monte) behaupten, dass auf einen von innen nach außen bzw. von außen nach innen laufenden Informationsimpuls innerhalb des Gehirns etwa 100.000 Informationsaustauschprozesse stattfinden. Wenn man sich dies vor Augen führt, sollte man als Psychotherapeut vielleicht etwas mehr Demut an den Tag legen, und nicht davon ausgehen, dass man dem Patienten jetzt eine tolle Intervention präsentiert, und er sich deswegen verändert hat – die wichtigsten Prozesse scheinen in der *internen Selbstregulation* zu bestehen. Diese günstig zu beeinflussen, kann vor allem darin bestehen, Bedingungen zu schaffen, in denen durch äußere Stabilität, d.h. durch eine tragfähige und vertrauensvolle therapeutische Arbeitsbeziehung der Patient in die Lage versetzt wird, Systeminstabilitäten zuzulassen und dem Stressverarbeitungssystem dabei zu helfen, sich neu und besser zu regulieren. Man kann deshalb durchaus getrost von *Selbstheilungskräften* – der Fähigkeit unseres Hirns zur Selbstorganisation – sprechen, auch wenn diese weder in unserem Medizin- noch in unserem sogenannten Gesundheitswesen eine große Rolle spielt.

> Der Biologe und Hirnforscher Gerald Hüther äußerte sich zu diesem Thema in einer persönlichen Mitteilung: „Nicht ohne Grund steht das Problem der Unterdrückung bzw. Reaktivierung der Selbstheilungskräfte bisher nicht im Zentrum der medizinischen Ausbildung und der medizinisch-therapeutischen Praxis. Innerhalb des gegenwärtigen medizinischen Versorgungssystems der westlichen Industriestaaten stößt dieser Ansatz auf erhebliche Umsetzungsprobleme.
>
> Um die Selbstheilungskräfte einer PatientIn zu reaktivieren, bedarf es einer eingehenden Kenntnis der Lebensgeschichte. Die behandelnde ÄrztIn braucht ausreichend Zeit, um herauszufinden, welche Erfahrungen die jeweilige PatientIn gemacht hat und welche Vorstellungen und Überzeugungen, welche Haltungen und inneren Einstellungen aufgrund dieser Erfahrungen entstanden sind. Dazu bedarf es einer persönlichen Beziehung, die von gegenseitigem Vertrauen geprägt ist. Um eine solche Beziehung aufzubauen, müsste die ÄrztIn ihrer PatientIn in einer offenen, nicht durch diagnostische Befunde oder materielle Interessen geprägten, wertschätzenden und zugewandten Haltung begegnen. Nur so kann es ihr gelingen, ihre PatientIn einzuladen und zu ermutigen, eine neue Erfahrung machen zu wollen. Aufseiten der PatientIn müssten gegenwärtig noch weitverbreitete falsche Erwartungshaltungen ebenso wie negative Vorurteile abgebaut werden. Und aufseiten der ÄrztInnen wären fragwürdige Selbstbilder, vorschnelle Urteile und Bewertungen sowie ein Mangel an Einfühlungsvermögen in die Situation der PatientIn zu überwinden" (Hüther, 2019).

Auf der somatischen Ebene sind diese Dinge meist leichter zu verstehen: Kein Arzt dieser Welt kann ein gebrochenes Bein heilen, das macht der Körper selbst, aber der Arzt kann und muss günstige Bedingungen für die Heilung herzustellen versuchen, dies gilt natürlich erst Recht für den psychotherapeutischen Bereich (s. a. Esch, 2017, Schmid, 2010). Die Bedeutsamkeit der Herstellung von günstigen Behandlungs- und damit Heilungsbedingungen kann nicht oft genug betont werden. Bei vielen Patienten ist deren Pathologie im Sinne „überstabiler Muster" oft mit Händen zu greifen. Aufgrund wiederholter negativer Lebenserfahrungen und zwischenmenschlicher Enttäuschungen haben sie sich im Sinne des *Desillusionierungsschemas* (Fischer, 1999) ein Selbst- und Weltbild „gebastelt", was eine Veränderung oder die oft notwendige Infragestellung desselben kaum mehr erlaubt. Verständlicherweise – denn sie wollen nicht nochmals von Menschen enttäuscht oder verraten werden. Im Sinne dieser Erschütterung des Selbst- und Weltbildes muss hier also der Patient erst einmal auf der Beziehungsebene „abgeholt" werden, denn ohne ein Minimum an Vertrauen wird sich kein Patient auf eine unbekannte Erfahrung einlassen oder bereit sein, sich zu verändern. Noch weniger wird er bereit sein, sein Selbst- und Weltbild in Frage zu stellen, denn dies würde ja eine erneute Destabilisierung seiner bisherigen Erfahrungen und Verarbeitungsmuster bedeuten und ihn wahrscheinlich wieder schutzlos und verletzlich werden lassen. Im Sinne von Stephan Porges Modell der *Neurozeption* könnte man auch sagen, dem Patient muss in der Psychotherapie geholfen werden, in einen Zustand des „social engagement systems" zu kommen, einen Zustand, in dem er Nähe ohne Bedrohung aushalten kann. Solange er sich im Kampf-/Flucht-Modus befindet, wird er kaum bereit sein, sich auf eine Veränderung oder etwas Unbekanntes oder Unkontrollierbares einzulassen, wie dies Brainspotting darstellt. Dummerweise haben aber natürlich nahezu alle Traumapatienten Kampf-/Flucht-Situationen, vielleicht sogar Situationen von Immobilisierung mit „shutdown" erlebt, in denen gar nichts mehr ging. Verständlich, dass man mit diesen Menschen besonders behutsam umgehen muss und ihnen nur schonend Angebote machen sollte, damit Selbstregulation möglich wird. Auch aus diesem Grunde ist das gründliche Erlernen der Brainspottingmethode sehr wichtig, denn nur so wird man das „Tritrieren" erlernen, also das dosierte Anbieten geeigneter Zugangsmöglichkeiten.

Bei einer zufälligen Begegnung mit einer früheren Kollegin berichtete diese mir auf meine Frage, wie es ihr mit dem Brainspottingverfahren ginge, etwas flapsig, sie würde das Verfahren jetzt überhaupt nicht mehr anwenden. Sie habe Brainspotting bei einer Patientin eingesetzt, worauf diese zwei Wochen nicht mehr arbeitsfähig gewesen sei. Leider kam sie nicht auf die Idee, dass sie als Therapeutin offensichtlich falsch dosiert hatte, also der Patientin ein „Fenster" viel zu weit geöffnet hatte, so dass diese mit traumatischem Material überschwemmt wurde. Sie lastete diesen Misserfolg leider dem Verfahren und nicht ihrem eigenen unkritischen Vorgehen an.

Diese Bedeutsamkeit der Selbstregulationsfähigkeiten lässt das absolut zurückhaltende Vorgehen von David Grand im therapeutischen Prozess besser verständlich werden – der Therapeut folgt entsprechend der „*Kometenmetapher*" im „Schweif des Kometen" dem Patienten als „Kometenkopf". Der Patient bestimmt, wohin die Reise geht, der Therapeut folgt und interveniert so wenig wie möglich, um den selbstreferentiellen und sich selbst organisierenden Prozess so wenig wie möglich zu stören. Dieses Vorgehen wird – wie schon erwähnt – keineswegs von allen Psychotherapeuten geschätzt.

Verschiedene, über das gesamte Gehirn verteilte Strukturen, die an der Entstehung affektiver Prozesse beteiligt sind, werden als *„Limbisches System"* bezeichnet. Die *Amygdala,* die *Insula* und der *Hippocampus* nehmen in diesem funktionalen System eine zentrale Rolle ein. Für das rasche Erkennen, Bewerten und Abspeichern emotional bedeutsamer Signale von überraschend Positivem, insbesondere jedoch von Bedrohlichem und Negativem, das zur Ausbildung von Furchtreaktionen und Angst führt, zeigt sich vornehmlich die *Amygdala* verantwortlich, der auch das „emotionale Gedächtnis" zugeschrieben wird und die im Insiderjargon oft als „Feuermelder" des Gehirns bezeichnet wird. Die *Insula* zeigt sich zentral für die Ausbildung und das Erleben des leiblichen „materiellen Ichs". Als wesentlicher Organisator von Faktenwissen und raum-zeitlich eingeordneten autobiographischen Episoden wird die *Hippocampus*-Formation angesehen, sie ist sozusagen der „Archivar" in diesem System. Dabei ist in diesem Zusammenhang vielleicht noch von Interesse, dass die Amygdala bereits sehr früh im Mutterleib auszureifen beginnt, wohingegen der Hippokampus erst etwa im dritten Lebensjahr ausreift. Ohne die neurobiologischen Hintergründe kennen zu können, sprach Freud zu seiner damaligen Zeit von der frühkindlichen Amnesie.

Emotionen wirken sowohl auf körperlicher wie auch auf psychischer Ebene. Durch Brainspotting können somit „eingekapselte" traumatische Erfahrungen und Reaktionsmuster mittels Aktivierung mit der psychischen Dimension korrespondierender neurophysiologischer Prozesse einer Bearbeitung zugeführt werden. „Schreibgeschützte" und mit traumatischen Inhalten „gefüllte Dateien" können offensichtlich so verändert werden, dass die Amygdala als „Feuermelder" unseres Hirns nicht mehr auf den Plan gerufen werden muss, wodurch z.B. Intrusionen, Flashbacks und Albträume endlich zu Erinnerungen werden können – vorausgesetzt – wie oben beschrieben – die Beziehungsebene zwischen Patient und Therapeut stimmt, und der Therapeut ist in der Lage, dosierte Angebote zu machen.

Übrigens scheint Brainspotting auch erhebliche Einflüsse auf die Traumproduktion oder besser gesagt die Traumerinnerung zu haben. Sigmund Freud betrachtete den Traum ja überwiegend als „Hüter des Schlafes" und schrieb ihm eine wunscherfüllende Funktion zu. Neuere Erkenntnisse der Neurobiologie weisen eher darauf hin, dass der Traum eine Nachverarbeitungsfunktion hat. Dies bestätigen auch meine eigenen Beobachtungen und Erfahrungen. Gerade sogenannte Wiederholungsträume machen darauf aufmerksam, dass etwas unerledigt geblieben ist und nicht abgeschlossen und nicht „archiviert“ werden konnte. Dementsprechend kann mit Träumen natürlich auch mit Brainspotting gearbeitet werden. Hier kommt das von David Grand so genannte *„Projective image spotting“* oder *„Dreamspotting“* zum Einsatz, bei dem der Klient seinen Traum wie mit einem Beamer an eine Wand projiziert und der Brainspottingtherapeut hierüber sehr leicht einen Brainspot – meist einen Gazespot – identifizieren kann, auf welchem der Verarbeitungsprozess ablaufen kann. Man könnte dabei vermuten, dass sich hier zwei Verarbeitungsebenen treffen: Die Bild- und Filmproduktionsstätten der tieferen Zentren des Limbischen Systems – die eigenen Hollywood-Studios – treffen sich mit den Verarbeitungswegen, wo offensichtlich auch Brainspottingabläufe prozessiert werden. Umgekehrt scheint Brainspotting auch die Traumproduktion oder Erinnerung „ankurbeln“ zu können.

Ich erinnere mich an einen knapp 40-jährigen Patienten, der als Norddeutscher im süddeutschen Allgäu sehr viele Ausgrenzungserfahrungen in seiner Kindheit und Jugend hatte machen müssen, und der mit dem Therapieauftrag kam, ich möge ihm helfen, diese Negativerfahrungen nicht an seine Kinder weiterzugeben. Er berichtete auf Nachfrage, dass er schon seit längerer Zeit nicht mehr geträumt hätte bzw. sich nicht an seine Träume erinnern könne. Eine einzige Brainspottingsitzung mit einer Demütigungssituation aus dem Jugendalter durch den damaligen Trompetenlehrer mit Druck im Magen und Engegefühlen im Kehlkopf schien ihm zu helfen, nicht nur diese alte, noch im Körper „festgefrorene“ Erfahrung zu prozessieren und damit neu einzuordnen, sondern auch die Traumerinnerungen wieder anzustoßen. Vielleicht hatte im Freudschen Sinne auch der „Zensor“ wieder die Erlaubnis gegeben, sich zu erinnern. Der Patient kam eine Woche später zur letzten von insgesamt nur fünf Sitzungen und berichtete mit Stolz und eigenem Erstaunen, dass er seit der letzten Sitzung jede Nacht – manchmal sogar zweimal – geträumt hätte und sich an fast alle Träume erinnern könne. Nachdem er insgesamt neun Träume berichtet hatte, wurde klar, dass sie fast alle mehr oder weniger mit seinem Thema, weshalb er gekommen war, zu tun hatten. Der Patient war ziemlich erstaunt und verabschiedete sich sehr erleichtert mit der Hoffnung, alle weiteren Schwierigkeiten in seinem Leben vielleicht nun selbst besser bewältigen zu können.

Wie bereits erwähnt, werden die Klienten während einer Brainspottingsitzung – sofern sie dies auch selbst wollen und es zulassen – sanft und ruhig auch auditiv unterstützt und sollen so wenig wie möglich durch Interventionen in ihrem Verarbeitungsprozess gestört werden. Alle auftauchenden Phänomene sollen einfach freundlich-neugierig registriert und beobachtet werden: „Beobachten Sie neugierig wahrnehmend, was passiert – lassen Sie sich Zeit, Sie müssen auf nichts reagieren, sondern registrieren Sie einfach, was geschieht und wohin Sie der Prozess weiterführt".

Grundsätzlich sollte aber nochmals festgehalten werden, dass sich von neurobiologischer Seite in Bezug auf Brainspotting bislang nur Modelle und Theorien anbieten lassen. Aber viele Aspekte bei BSP sind auch unter neurobiologischen Gesichtspunkten sehr spannend, noch ist jedoch Vorsicht angeraten, denn es gibt – anders als bei EMDR – bei BSP noch kaum abgesicherte Studien. An der Person von David Grand ist sehr schätzenswert, dass man sich mit ihm methodisch auseinandersetzen kann – er lässt sich kritisieren und ist jederzeit offen für Anregungen oder Veränderungen – so etwas erlebt man nur bei wenigen Therapeuten. Wie überall in den Wissenschaften muss jedoch stets auf den Unterschied zwischen Modellen bzw. Hypothesen und bestätigten Aussagen geachtet werden – empirische Studien müssen den Hypothesen und Modellen folgen und sie bestätigen oder verwerfen. Dabei sollte die Freude am Entdecken überwiegen, aber die Welt darf nicht mit unbewiesenen Dogmen überzogen werden.

Bei BSP lassen sich schwerpunktmäßig drei Besonderheiten ausmachen: Erstens die *Kontaktaufnahme* zum Patienten – dieser Brückenschlag läuft über das Körpererleben. Das gibt es auch bei anderen Verfahren, aber dieser Zugang zum Patienten über den *„felt sense"* (Gendlin, 1978) dürfte sehr bedeutsam und wichtig sein, denn mit der Körperebene – vielleicht sogar der molekularen Ebene des Zellgedächtnisses – werden die tiefste Ebene des Erlebens und auch Gedächtnisprozesse angesprochen. Die zweite Besonderheit ist das von David Grand so bezeichnete *„dual attunement"* – das doppelte Beziehungsgefüge, das neben dem empathischen Eingehen auf den Patienten auch durch die wachsame und sehr bewusste Wahrnehmung von physiologischen Erregungsprozessen getragen ist. Eine wichtige Voraussetzung hierfür besteht darin, dem Stressverarbeitungssystem einen *Rahmen* („framing") zu geben, um die Selbstorganisationsfähigkeiten des Gehirns anzuregen. Diese Rahmensetzung wird von David Grand in seinen Trainings zunehmend mehr betont und ist von großer Bedeutsamkeit. Der Therapeut sollte sich immer im Zustand der Achtsamkeit und Empathie befinden und muss gleichzeitig äußerst aufmerksam bzgl. der physiologischen Aktivierung des Klienten sein, um *Selbstorganisation* zu ermöglichen. Deswegen sollen zumindest während des Prozessierens nur so wenige Interventionen wie möglich gegeben werden – was einer grundsätzlichen Haltung bei BSP entspricht. Vielleicht ist es deswegen so wichtig, die Kontaktaufnahme zum Klienten über den Körper zu gestalten, auch wenn die beiden Elemente nicht exklusiv für BSP sind. Jedenfalls besteht eine der wesentlichen Zielsetzungen von BSP darin, einen Rahmen zu erstellen und zu konzipieren, damit Selbstorganisation und damit Wiederherstellung von Regulation möglich wird. Und wenn unser Hirn dazu nicht in der Lage wäre, unter sicheren Bedingungen eine bessere Selbstregulation zu ermöglichen, wären wir alle schon längst tot und ich hätte keine Chancen gehabt, diese Zeilen zu schreiben.

Der dritte Aspekt bleibt sehr spannend und ist noch immer etwas rätselhaft – die Frage: Was machen die *Augen* dabei? Der Zugang ist eigentlich sehr alt und scheint schon im Yoga bekannt gewesen zu sein, Schamanen sollen schon vor zweitausend Jahren entsprechend gearbeitet haben. Aber der dezidierte Einsatz des Visualsystems bei BSP ist neu und sehr interessant. Es wäre aber unseriös, zu behaupten, wir wüssten, was bei den Augen passiert, welche Rolle die Blickorientierung spielt – es gibt bislang nur Hypothesen. Was wir aber in jedem Falle wissen, ist, dass am Visualsystem bis „hinab" in den Stammhirnbereich sehr viele Hirnareale mitbeteiligt sind. Schon vor über zehn Jahren wurde in einem EMDR-Kurs behauptet, die Augenbewegungen würden keinen Sinn machen – zehn Jahre später fand Martin Sack (2016) in seiner Studie keine Unterschiede zwischen der Gruppe mit Handbewegungen und der ohne – offensichtlich ist es nicht die Bewegung, denn bei der dritten Gruppe ohne jegliche Augenbewegungen gab es schlechtere Ergebnisse während die anderen beiden etwa gleichauf lagen. Vielleicht spielt das, was über die Colliculi superiores berichtet wurde (s.o.), eine größere Rolle, als bislang erforscht ist, auch wenn sie hauptsächlich für die schnelle Orientierungsreaktion verantwortlich sind.

Vielleicht simplifiziere ich jetzt und ist es ganz einfach, denn bekanntlich sind die Augen ja „Anhängsel" und Teile des Gehirns – „Auswüchse", die sehr direkt mit dem Gehirn verbunden sind. Wenn ich also jemanden nach einer belastenden Lebenserfahrung frage und ihn auch noch bitte, herauszufinden, was er hierzu wo im Körper spürt, kann ich davon ausgehen, dass durch diese Aktivierung die entsprechenden Netzwerke der alten Belastungserfahrung aktiviert werden – und warum sollte dies nicht durch entsprechende Reaktionen in den Augen sichtbar sein können? Die Simplifizierung sei mir verziehen – aber dafür bin ich ja auch kein Wissenschaftler, sondern psychotherapeutischer Praktiker, der täglich interessante Beobachtungen in seiner Praxis macht.

Auf die Komplexität der Verschaltungsmöglichkeiten unseres Hirns haben wir bereits hingewiesen – man könnte sagen, die Natur schafft Möglichkeiten und stellt Potentiale zur Verfügung. Denn alles, was wir sind, alles, was uns ausmacht, ist in Form von Synapsen materialisiert – strukturgewordene Erfahrung: Wenn alle meine Erfahrungen, alles, was bedeutsam war, in Form solcher Repräsentationen abgespeichert wird, wird dies zum Substrat, zu einer morphologischen Architektur und es stellt sich erneut die Frage, wo ist die Grenze zwischen Psyche und Soma? Gespeichertes Wissen muss als Engramm und als morphologisches Substrat entstehen. Es wird in Form der Architektur morphologisch gespeichert. Alles was man erlebt, wird – wenn es bedeutsam ist – in Morphologie umgesetzt. Die Informationen müssen als Input auf Bedeutsamkeit hin überprüft werden – hier sind im Sinne von *Salienz* und einer *Orientierungsreaktion* auch die Colliculi superiores beteiligt – die Inhalte können dann eingespeichert werden oder es ist eine Neuorientierung im Sinne einer Hypothesenveränderung und im Sinne von neuem Lernen notwendig. Alles Lernen ist im Sinne von Kandel (2006) Veränderung der synaptischen Verknüpfungen: Das System lernt auf einen Reiz zu reagieren, die Synapsen verändern sich. Wir haben ein Repertoire von Vorerfahrungen – das Gehirn macht einen Abgleich, vergleicht also alles Neue, ob es zu unseren Vorerfahrungen passt und ob es bedeutsam ist – vielleicht ist dabei das *Gedächtnis* sogar unser wichtigstes Wahrnehmungsorgan, denn alles wird daran abgeglichen! Das Hirn als ökonomisch arbeitendes System fragt sich, ob es sich lohnt, hier Energie zu investieren. Auf Bekanntes, Altes und Ungefährliches erfolgt keine Reaktion, sehr wohl aber, wenn der Input sehr stark den Vorerwartungen widerspricht, wenn ein mismatch, wenn eine Dysbalance besteht – dann wird Energie investiert, um ein neues Gleichgewicht wiederherzustellen. Wir messen alles daran, aber es muss kein bewusstes Erinnern sein.

Wie schon mal erwähnt, ist das Gehirn dafür gebaut, sehr ökonomisch und energiesparend seine physiologische Basis homöostatisch zu halten und effektiv, d.h. energiesparend mit der Welt umzugehen und damit zu überleben. Hierbei helfen auch der Aufbau von Automatismen, über deren Einsatz man oft gar nicht mehr nachdenken muss, was bei manchen Menschen und deren „eingefahrenem" Verhalten und Denken aber auch fatale Auswirkungen haben kann – unveränderbare Vorurteile wären ein hierzu passendes Schlagwort. Energiesparend ist natürlich auch die Antizipation von Problemen oder Konflikten, worin sich intelligentere Menschen von weniger intelligenten unterscheiden. Denn das Gehirn ist aufgrund gemachter Vorerfahrungen eigentlich ein *„Hypothesen-Generator"* – alles wird mit bislang Erfahrenem und Bekanntem abgeglichen. Erweist sich der Differenz-Abgleich als zu groß und besteht die Bereitschaft zur Veränderung, dann kann ich etwas dazulernen und mein Hypothesen-Weltmodell verändern und an die neuen Erfahrungen anpassen.

Jede für das System bedeutsame psychosoziale Erfahrung wird also zu einer synaptischen Repräsentanz, einem Engramm – festgehalten in Synapsen und in neuen unterschiedlichen Mustern oder Rhythmen oder Oszillation und Strukturen. Erleben findet sich dementsprechend morphologisch verankert. Ist dies geschehen, wird dies mein Denken, Fühlen und Handeln verändern – und zwar selbstreferentiell. Wo sollte also eine Grenzziehung zwischen den zwei verschiedenen Welten – zwischen Psyche und Soma – bestehen? Dementsprechend können sich auch traumatische Erfahrungen als *„funktionelle Narben"* (Braun & Bock, 2015) manifestieren. Traumatische Erfahrungen werden wie alle wichtigen Erfahrungen morphologisch verankert und können zu funktionellen Narben werden, die sich meist als dysfunktional erweisen. Durch therapeutische Interventionen, wie z. B. den Einsatz von BSP wird die Narbe nicht aufgelöst oder entfernt, aber diese bestimmte Form der Verknüpfung kann durch BSP offensichtlich neu aktiviert werden, wobei auch der neue Kontext mit einer neuen Erfahrung eine wichtige Rolle spielt. Die Behauptung, man könnte solche Verschaltungen „auflösen" oder „löschen", ist unseriös und nicht haltbar. Alles, was im Hirn verschaltet ist, was ich erlebt habe, ist miteinander „verdrahtet", aber ich kann günstige und schützende Bedingungen schaffen, um eine bessere Selbstregulation zu ermöglichen und z. B. in einem neuen sicheren Kontext etwas Positiven „dranweben", so dass die Amygdala nicht mehr feuern muss. Traumatherapie könnte man also auch als eine Chance und Möglichkeit betrachten, das bislang bestehende Weltmodell der bisherigen Lebenserfahrungen positiv zu verändern. Bei der therapeutischen Arbeit mit Albträumen kann man diese Prinzipien besonders eindrucksvoll studieren, Beispiele hierfür finden sich im Behandlungsteil.

Wenn Netzwerke sich neuroplastisch konfigurieren, also Synapsen plastisch sind, dann müssen die dazu gehörigen *Netzwerke adaptiv* sein. Notwendig ist für das Hirn immer die Aufrechterhaltung eines Erregungs-Hemmungs-Gleichgewichts im Netzwerk. Durch eine neue Erfahrung wird ein bislang stabiles Netzwerk mit seinem Erregungs-Hemmungs-Gleichgewicht in einen Ungleichgewichtszustand gebracht. Synapsen lassen sich nicht alleine verändern durch Veränderung bzw. Destabilisierung des Netzwerks, die Netzwerke müssen adaptiv darauf reagieren ebenso wie die Funktionssysteme. Die betreffende Person kommt dann in eine kritische Phase, einen sog. *Phasen-Übergang,* erst danach kann ein neues Gleichgewicht entstehen – das Netzwerk adaptiert sich. D.h. jede Form von Lernen läuft über die Abfolge von Gleichgewicht – Instabilität und neues Gleichgewicht, das ist jedem Lernprozess systeminhärent.

In der Phase der kritischen Instabilität sind Systeme für Impulse von außen am empfänglichsten. Dies macht verständlich, warum das von David Grand so benannte *„dual attunement"* so bedeutsam ist, denn nur durch einen Sicherheit und Halt gebenden Therapeuten, der mit Achtsamkeit dem Patienten begegnet, kann sich der leidende Patient auf die ungewisse Reise der Veränderung einlassen. Und bekanntlich sucht der Patient in der Regel erst in der Phase kritischer Instabilität um psychotherapeutische Unterstützung nach.

Zurück zu den *Augen* – was machen diese dabei, wie können diese das Ganze unterstützen? Generell sind im Hirnstamm sehr viele Kerne am Visualsystem beteiligt. Erste Hypothesen lassen vermuten, dass das Visualsystem helfen kann, die inneren Alarmsysteme zu aktivieren und dass diese helfen können, eine bessere Regulation zu ermöglichen. Dazu gibt es eine Studie mit Bildern eines lächelnden Mannes im Scanner (Liddell et al., 2005), die an gesunden und traumatisierten Menschen durchgeführt wurde. Bei gesunden Probanden war der ganze Kortex mit den visuellen Feldern aktiv. Bei den PTBS-Patienten war der Cortex überhaupt nicht „angesprungen". Die Verarbeitung fand im P*AG* (Periaquäduktalen Grau), im *Locus caeruleus* – dem Kerngebiet, das Noradrenalin (Sympathicus-Aktivierung) bildet – und den *Colliculi superiores* statt. Die Patienten waren gefangen im *„innate alarm system"* – im angeborenen Alarmsystem. Vielleicht wurde auch das aktiv, was der Gedächtnisforscher Hans-Joachim Markowitsch (2005) das *Frontolimbische Kontrollsystem* nennt: Massiv belastende Inhalte werden nicht über die Bewusstseinsschwelle gelassen und erst recht nicht in das Episodische Gedächtnis.

Eine Hypothese von David Grand lautet: Durch visuellen Input, durch eine bestimmte Blickausrichtung kann an ein altes Netzwerk angekoppelt werden, wodurch der Cortex „anspringt" und Modulation geschehen kann – natürlich nur in einem geschützten Rahmen. Die Augen helfen, genau in dieses Netzwerk hineinzugehen, die Beziehung ist eine wesentliche Voraussetzung, aber genügt alleine nicht, der Körper bereitet den Prozess vor. Es besteht die Chance, in das System hineinzukommen, um alte Erfahrungen in eine bessere Regulation überführen zu können. Das System erhält die

Chance, das traumatische Material mit höheren Zentren zu verbinden, um eine Neuregulation zu ermöglichen. Durch die Blickrichtung wird das System aktiviert, es wird visuell getragene Handlungskompetenz ermöglicht. Vielleicht ist es die Blickrichtung, vielleicht das Wandern im Blickfeld, wodurch vielleicht innerlich genau der Kontakt mit dem traumatischen Netzwerk entsteht, vielleicht ist der Patient durch das therapeutische Setting auch bereits auf dem Weg dahin – nichts ist bislang bewiesen. Das Wandern mit dem Blick scheint eine unterstützende Funktion zu haben, aber es bleibt die Frage, war die Kopplung schon vorher da oder ist sie jetzt erzeugt worden. Durch die Suche nach *Ressourcenpunkten* kann über das Visualsystem noch mehr Handlungskompetenz erzeugt werden, denn nun hat der Klient/Patient die Auswahl zwischen zwei relevanten Blickorientierungen (Näheres hierzu bei den Ausführungen zur Arbeit mit Körperressourcen).

Die Augenmuskeln sind übrigens die am feinsten regulierten Muskeln des gesamten Körpers. Eine Nervenfaser versorgt am Auge sechs bis zehn Muskelfasern, am Bein versorgt eine Faser eintausend Muskelfasern. Der Fokus bleibt bei Kopfdrehung erhalten, der Prozess bleibt bestehen – geht es um die Aufrechterhaltung des Fokus? Ist die Blickrichtung entscheidend oder der Fokus? Häufig fragen Patienten bei der Blickverfolgung des Pointers: „Darf ich den Kopf bewegen oder muss ich ihn geradeaus halten“? Natürlich darf er bewegt werden, denn wenn sich einmal ein „Fenster“ geöffnet hat, dann ist offensichtlich die Verbindung zu den relevanten Netzwerken im Hirn hergestellt. Aber jeder möge im therapeutischen Prozess schauen, was er erlebt und was in ihm passiert. Vermutlich könnten auch andere Modalitäten als das visuelle System aktiviert werden. Aber das Visualsystem eignet sich sehr gut dazu, es besitzt aber keine Exklusivrechte.

Denkbar wäre auch die *multimodale Kopplung* von Input auf den verschiedenen Kanälen über die Assoziativfelder in Richtung Konvergenz-/Divergenzfelder: Über die Multimodalfelder reicht es, den visuellen Input zu aktivieren, aber über den Knotenpunkt werden auch die akustischen, olfaktorischen, motorischen, körperbezogenen etc. Netzwerke aktiviert – es reicht ein Kanal, um im Sinne des Hebbschen Gesetztes das Gesamtnetzwerk zu aktivieren, weil der Knotenpunkt „weiß“, was womit zusammenhängt (siehe hierzu auch der Exkurs 1 zur Psychotraumatologie).

Was hat es mit dem *Default Mode Network* (DMN) auf sich, dem Ruhenetzwerk, das nur ohne intentionale Fixierung „anspringt“, wenn das Hirn von einem perzeptuellen Zustand in einen konzeptionellen wechselt. Das Hirn kann „wandern“, ähnlich einem „Mind Wandering“, dem Tagträumen. Wenn ich also lange genug fokussiere, heißt dies für das Visualsystem, dass kaum mehr neuer visueller Input hereinkommt, es wird sehr viel ausgeblendet, Umgebungsinformationen können verschwimmen. Außerdem wird beim Brainspottingprozess durch die Blickkonzentration auf den Pointer sehr häufig ein leichter Trancezustand induziert. Dies könnte das „Default-Mode-Network“ initiieren und den inneren Dialog anstoßen, welcher den Gedächtnisabruf leichter macht. Und auch hier geht es alles in allem wieder um das Ertragen der *Ungewissheit* – ein grundlegendes BSP-Prinzip – abzuwarten und zu beobachten, was passiert.

Nicht unerwähnt soll die Bedeutung der Basalganglienschleife unter traumatischen Situationsbedingungen bleiben – die Handlungsplanung ist im Moment des Traumas blockiert – der Handlungsimpuls kann nicht erfolgen. Die Programme in den *Basalganglien* sind voll aktiv, sie müssten die Motorik über den Thalamus freischalten – aber diese Freischaltung erfolgt nicht, weshalb Gottfried Fischer das Trauma als *„unterbrochene Handlung“* beschrieb (siehe hierzu auch die Ausführungen im Exkurs 1 zur Psychotraumatologie). Diese Blockade und „steckengebliebene Aktivierung“ in den Basalganglien macht sich u. a. durch Dysregulation des Muskeltonus im Hirnstamm und entsprechend über Muskelverspannungen bemerkbar. Auf einer tieferen Ebene haben wir mit dem Hirnstamm zu tun, wo bei völliger Überforderung über das *PAG* (Periaquäduktales Grau) und den *Parasympathikus* eine völlige Demobilisierung erfolgen kann (N. dorsalis nervi vagii). All dies findet eine Ebene tiefer als die der Basalganglien statt, aber das PAG „entscheidet“ über Aktivität oder Passivität.

7. Phänomenologie und therapeutische Grundhaltung

Inzwischen dürfte klargeworden sein, dass die wichtigste Voraussetzung darin besteht, eine vertrauensvolle und stabile therapeutische Beziehung herzustellen, bevor ein traumatherapeutischer Verarbeitungsprozess mit Brainspotting beginnen kann. Brainspotting entspricht dabei eher einer *therapeutischen Haltung* als der Durchführung einer Technik. Brainspotting ist beziehungsorientiert (relational) und neurobiologisch ausgerichtet. Grand (2010) bezeichnet dieses Prinzip – wie bereits mehrfach erwähnt – als *„dual attunement“*. Hierdurch wird ein therapeutischer Rahmen geschaffen, durch welchen sich Klienten während des gesamten neurobiologischen Verarbeitungsprozesses durch die fokussierte Aufmerksamkeit des Therapeuten mit seiner emotionalen Präsenz gehalten fühlen können. Der Therapeut muss sich also mit seiner ganzen Person, seiner Emotionalität, seiner Empathie, letztendlich mit einem „geöffneten Unbewussten" – oder neurobiologisch ausgedrückt – auch seinen limbischen Strukturen zur Verfügung stellen. Durch den äußeren sicheren Rahmen kann Verunsicherung und Instabilität zugelassen werden – sofern der Therapeut in der Lage ist, die äußere Sicherheit zur Verfügung zu stellen, damit der Klient Instabilität oder Ungewissheit zulassen kann, damit ein Prozessablauf mit ungewissem Ausgang stattfinden kann.

Grands „Mantra" lautet: *Der Klient führt – der Therapeut folgt.* Dementsprechend vergleicht er den therapeutischen Prozess mit einem Kometen: Dessen *Schweif,* wo er den Therapeuten verortet, folgt immer dem *Kometenkopf,* welcher den Klienten repräsentiert. Der Kometenschweif kann den Kometenkopf also weder überholen noch weiß er, welche Richtung er nehmen wird. Diese Grundhaltung ist getragen von der Vorstellung und einem Wissen von Heilung, in der die Fähigkeit zur Lösung eines Konfliktes, einer inneren Verstrickung oder der Veränderung eines Symptoms im Klienten selbst liegt. Eine Grundhaltung, die dem Denken von Milton Erickson (Roazen, 1966), dem „Urvater" der Hypnotherapie, sehr nahekommt. Im Brainspotting folgen wir – anders gesagt – dem inneren Prozess eines Klienten mit Neugierde und verzichten auf Bewertungen, Vermutungen, Deutungen und Interpretationen. Psychoanalytisch ausgebildete Kollegen müssen sich also von der „Deutungskeule" verabschieden – ich persönlich finde dies äußerst entlastend und förderlich für eine Begegnung auf Augenhöhe. Grand betont immer wieder, dass diese Grundhaltung ihn von einer Innovation zur nächsten und zu ständiger Erweiterung der BSP-Theorie und Praxis geführt hat. In seinem 2014 auch auf Deutsch veröffentlichten Buch beschreibt er diese Innovationen anhand seiner bis heute anhaltenden „detektivischen" Grundhaltung.

Wenn die genannten Voraussetzungen erfüllt sind, wird der Patient aufgefordert: „Gehen Sie Ihren Empfindungen nach, schauen Sie, was auftaucht. Beobachten Sie einfach, was Sie wahrnehmen und schauen Sie, wo der Prozess Sie hinführt – Sie müssen auf nichts reagieren." Der Prozess wird vom Therapeuten mit Hilfe seiner Empathie, seiner Erfahrung, seinem Wissen und seinem hoffentlich offenen Unbewussten höchst aufmerksam begleitet, aber nicht kommentiert.

B. Praktisches Vorgehen

1. Das äußere Fenster

Eine Brainspotting-Sitzung beginnt damit, dass der Therapeut den Klienten fragt, woran er arbeiten möchte und dann feststellt, ob der Klient in Bezug auf dieses Thema *„aktiviert"* ist. Gehirnaktivitäten zeigen sich in „ruhendem" Zustand anders, als wenn entsprechende Netzwerke aktiviert sind. Der Klient muss also körperlich aktiviert sein, damit Brainspotting funktionieren kann. Grand: „Für mich ist die *Aktivierung* der Spiegel, der veranschaulicht, was wir in unserem Gehirn und unserem Körper fühlen, daher ist sie von entscheidender Bedeutung bei Brainspotting" (2014).

Als Brainspottingtherapeuten fragen wird den Klienten dann: „Wo fühlen Sie die Aktivierung in ihrem Körper *JETZT"?* Dieses „JETZT" ist wichtig, weil wir möchten, dass der Klient sich auf das Hier und Jetzt und die *Aktivierung der neuronalen Netzwerke* einlässt, die mit dem angesprochenen Thema oder den aufgerufenen Erinnerungen verbunden sind. Was auch immer der Klient darauf antwortet, akzeptieren wir, ohne es zu hinterfragen oder irgendwie in Zweifel zu ziehen. Allerdings schadet es im Sinne einer *„Rahmensetzung"* nicht, genauer nachzufragen, um vielleicht auch „tiefer liegende" Netzwerke anzusprechen. Diese Rahmensetzung („setting the frame") erweist sich bei komplexeren Problemen als sehr wichtig – in seinen Trainings weist David Grand hierauf immer sehr ausführlich hin.

Nachdem wir die Schritte

- der Aktivierung,
- der Ermittlung des SUD-Aktivierungsgrades und
- der Identifizierung der Körperempfindungen

absolviert haben, erfolgt die Suche nach dem *Brainspot.*

Von Anfang an werden dem Klienten über Kopfhörer die bereits beschriebene alternierende *auditive Stimulation* in Form von leiser Musik oder entspannenden Naturgeräuschen angeboten. Die Klänge dienen als sanfter, beruhigender bilateraler Prozessbegleiter und Unterstützer. Der Klient wird nun gebeten, das zu bearbeitende *Thema* detaillierter zu schildern und sich, so gut es geht, emotional „hineinzuversetzen". Er kann sich auch an den Moment zu erinnern versuchen, in dem klar wurde, dass etwas Traumatisches passieren würde.

Während des Erzählens, d.h. während der Aktivierung von belastendem Material, achtet der Therapeut sehr genau auf die *Augenpositionen* des Klienten. Diese geben Auskunft darüber, wo sich ein *Brainspot* befinden könnte, der mit dem Belastungsthema in Verbindung steht. Beim äußeren Fenster beobachtet der Therapeut aufmerksam auftauchende *Reflexe* des Klienten, während dieser seine Augen dem langsam horizontal geführten Zeigestab des Therapeuten folgend z.B. von links nach rechts (auf der X-Achse) bewegt. Dabei beobachten wir die Augen, das Gesicht und soweit möglich den ganzen Körper des Klienten. Jeder Reflex wird wahrgenommen, egal ob subtil oder ausgeprägt. Der Therapeut merkt sich die Stellen, wo die Reflexe am deutlichsten zu bemerken waren. Dort, wo sich bei der Bewegung des Zeigestabs von rechts nach links oder von links nach rechts die Reflexe wiederholen, befinden sich Brainspots. *Reflex*e können sich – wie bereits erwähnt – zeigen als Zuckungen der Augen, Lidflattern, Blinzeln, Fixierungen, Pupillenerweiterung oder -verengung, Zuckungen im Gesicht, Stirnrunzeln, Schnauben, Gähnen, Husten, als unwillkürliche Mundbewegungen (Lächeln), Räuspern, Kopfnicken, Hand- oder Fußbewegungen und Veränderung der Körperhaltung. Der stärkste subjektiv wiederholt wahrgenommene Reflex zeigt einen solchen Brainspot an.

Nun wird der Belastungsgrad *(SUD)* von 0–10 von dem Klienten subjektiv bestimmt, wobei zehn den maximalen Belastungswert angibt und Null keiner Belastung entspricht. Danach fragt der Therapeut: *„Wo spüren Sie diesen Belastungswert im Körper jetzt gerade am stärksten"?* Während einer Verarbeitung mit BSP werden die Klienten gebeten, ihre Augenposition auf dem vom Therapeuten ruhig gehaltenen *Zeigestab* („Pointer") aufrecht zu erhalten, während der Therapeut seinerseits nicht nur aufmerksam und entspannt den Blickkontakt zum Klienten hält, sondern auch die Gesichtsreflexe weiter beobachtet und den ablaufenden Verarbeitungsprozess begleitet – mit möglichst wenig störenden Interventionen. Der Therapeut leitet den Klienten an, den inneren Prozess aufmerksam zu beobachten, wo immer er auch hinführt. Wir ermuntern ihn, neugierig und offen zu sein und legen ihm nahe, keinerlei Erwartungen zu haben. Die Hauptintervention könnte also lauten: „Fokussieren Sie nun die Spitze des Zeigestabes und nehmen Sie neugierig beobachtend alles wahr, was auftaucht (Körperempfindungen, Gefühle, Bilder, Erinnerungen) und wo der Prozess Sie hinführt. Sie müssen auf nichts reagieren, sondern sollen nur beobachten, was als nächstes kommt. Versuchen Sie dabei Ihrem Instinkt und den Selbstregulationskräften Ihres Gehirns zu vertrauen".

2. Das innere Fenster

Wiederum werden die Klienten gebeten, die Kopfhörer aufzusetzen – soweit sie in der Lage sind, die alternierende bilaterale auditive Stimulation zu tolerieren. Wiederum werden sie aufgefordert, belastendes Material im Sinne eines Ausgangsthemas zu aktivieren. Bei der Weiterentwicklung des „inneren Fensters" folgt der Klient dem horizontal geführten Zeigestab des Therapeuten und wird gebeten, *mitzuteilen,* wo und bei welchem Blickwinkel für ihn die Belastung oder Aktivierung am stärksten spürbar wird: „An welcher Position des Pointers und wo in Ihrem Körper fühlen Sie die Belastung/das Thema am deutlichsten oder stärksten"? Beim „inneren Fenster" wird also ebenso über den *„felt sense"* (d.h. eine gefühlte Körperempfindung) ein Brainspot auf der Horizontalachse *(= X-Achse)* identifiziert – mit dem Unterschied, dass der Klient gebeten wird, mitzuteilen, wo er die stärkste Aktivierung wahrnimmt. Zusätzlich wird zur Feinabstimmung die Vertikalachse des Gesichtsfeldes *(= Y-Achse)* zum Einsatz gebracht, um zu prüfen, ob die gefühlte Belastung eventuell weiter oben oder weiter unten noch stärker wird. Man könnte dies mit der Feinabstimmung vergleichen, wenn man bei einem noch analog arbeitenden Radiosender im „Rauschen des Äthers" endlich den gesuchten Kanal gefunden hat.

Ist der Brainspot gefunden, hält der Therapeut den Zeigestab wiederum an genau der vom Klienten angegebenen Stelle ruhig und unbewegt. Zur Selbsteinschätzung der Belastungsstärke einerseits und zur Kontrolle des Verlaufes einer belastenden Erfahrung wird wieder die SUD-Belastungsskala (*S*ubject *U*nits of *D*isturbance Scale, nach Wolpe, 1969) verwendet. Der Brainspotting-Verarbeitungsprozess kann beginnen. Sollte der SUD-Score aber bereits am Anfang sehr hoch liegen, sollte man in Erwägung ziehen, besser über eine Körperressource zu arbeiten (s. u.).

3. Gazespotting

Da Gazespotting ein Spontanphänomen ist, sollte der Therapeut von Anfang an sehr genau darauf achten, ob der Klient während des Gesprächs über relevantes, aktivierendes Material unbewusst auf einen *bestimmten Punkt* blickt (starrt). Dies geschieht meist bereits beim Stellen der Frage, um was es gehen soll – also bereits unmittelbar in der ersten Sekunde. Der Therapeut sollte sehr genau registrieren und sich merken, wohin der Klient am häufigsten schaut, wenn er über entsprechend emotional geladene Themen spricht. Er kann dann den Klienten, während er auf den Gazespot schaut, fragen, wie hoch der *SUD-Wert* aktuell ist und *wo* er die stärkste Aktivierung *im Körper* spürt. Er sollte dann den Klienten auf diesen Punk hinweisen und ihn ermutigen, für etwa *eine Minute* den Blick darauf gerichtet zu lassen, *ohne weiter zu sprechen.* Falls der jetzt angelaufene Prozess nicht zu sehr gestört wird, kann der Klient auch gefragt werden, ob er zur Unterstützung zusätzlich Kopfhörer mit Bilateralmusik haben möchte, um die Verarbeitung zu erleichtern. Die freie Wahl sollte aber völlig dem Patienten vorenthalten bleiben. Dann wird dieser Brainspot gehalten, bis sich der Belastungsgrad der Null annähert.

4. Arbeiten mit einer Körperressource

Diese Alternative sollte bei sehr stark aktivierten Klienten mit komplexen Traumata, dissoziativen Störungen und frühen Bindungsschädigungen zur Anwendung kommen oder in all den Fällen, wo man als Therapeut nicht sicher ist, was aufgrund von bislang unbekannten Vorerfahrungen alles aktiviert werden könnte. Außerdem empfiehlt es sich bei jeder Aktivierung, die über den Mittelbereich hinausgeht, den Patienten zu fragen, ob er es (noch) aushält. Auch hierüber erhält der Klient Wahlmöglichkeiten und ist nicht auf Gedeih und Verderb alten Erfahrungen ausgeliefert. Häufig erlebt man auch, dass Klienten nach der Ermittlung eines Aktivierungsspots und dem zusätzlichen Auffinden des Ressourcenspots in freier Entscheidung beim Aktivierungsspot bleiben, weil sie wissen, dass sie jederzeit auch auf den Ressourcenspot wechseln können.

Wie üblich wird das *aktuelle Thema* aktiviert, was aber unter Umständen mit mehr Behutsamkeit betrieben werden sollte und vielleicht auch besser ohne akustische Bilateralstimulation: Für manche stark belastete Patienten könnte die zusätzliche bilaterale Stimulation zu einer Überflutung oder Überstimulation führen, deshalb muss der Patient immer gefragt werden und immer die Wahl haben, ob er die Kopfhörer einsetzen will oder nicht. Die nächste Frage bezieht sich darauf, *wo im Körper* er die Belastung am stärksten fühlt. Anschließend soll der *SUD*-Wert auf der Belastungsskala angegeben werden. Je nach Aktivierung kann ein *Aktivierungsspot* mithilfe des Pointers identifiziert werden – dies muss aber nicht der Fall sein – man sollte diese Entscheidung auch ein wenig der eigenen Intuition überlassen. Zeigt sich der Aktivierungsspot sehr hoch belastet, also nahe am Maximalwert von 10 SUD-Punkten, sollte der Patient gebeten werden, diese Aktivierung – soweit möglich – wieder auszublenden. Stattdessen bekommt der Patient die Aufforderung: *„Scannen* Sie Ihren Körper – am besten mit geschlossenen Augen – langsam vom Kopf bis zu den Fußsohlen und eventuell wieder zurück nach dem Ort oder der Körperregion ab, an dem Sie sich etwas besser verankert, zentrierter, mehr geerdet, ruhiger, neutraler oder einfach mehr o.k. fühlen". Hier wird also das *Innere Fenster* benutzt, um nicht nur einen angenehmeren *„felt sense"*, sondern anschließend auch die dazugehörige Augenposition und damit den Brainspot zu finden, der mit Stärke oder einem positiven Gegenwartserleben dieser Körperressource korrespondiert. Der hierzu gefundene *Ressourcen-Brainspot* wird über die Blickorientierung gesucht und der Klient aufgefordert, auf diesem Körperressourcen-Brainspot zu bleiben. Nach einiger Zeit der „Erholung" und verbessertem Grounding wird der Klient gebeten, diesen Ressourcen-Brainspot weiter zu halten, aber nun erneut die Aufmerksamkeit auf das zuvor aktivierte Thema zu richten und sozusagen die Belastung auf den Ressourcen-Brainspot zu verlagern. Im Allgemeinen zeigen sich bei diesem Vorgehen trotz des identischen Belastungsthemas deutlich niedrigere SUD-Scores.

Die Verarbeitung geschieht also auf dem Ressourcen-Brainspot, was für hoch belastete Patienten besser auszuhalten und entlastender ist. Sollte die Belastung immer noch sehr hoch liegen, können als Alternativen sowohl die *Z-Achse* als auch noch zusätzlich die *Brillen* eingeführt werden. Durch dieses *„Titrieren"* werden die Handlungsoptionen des Klienten erweitert, denn nun hat er Wahlmöglichkeiten – was in einer traumatischen Erfahrungssituation *nie* der Fall gewesen ist. Auch hier wird gewartet, bis der SUD-Wert sich der Null annähert. Anschließend geschieht das übliche *„Zitrone auspressen"*.

5. Die Restbelastung verarbeiten: „Squeezing the lemon"

Auf einem Brainspot wird das belastende Thema verarbeitet bis der Belastungsgrad sich der Null annähert. Der Klient wird dann gebeten, nochmals an den Anfang zurückzukehren und sich nochmals z.B. das Ausgangsbild oder das ursprüngliche Thema vorzustellen und innerlich „aufzurufen". Der Klient soll den SUD-Score der Aktivierung und gegebenenfalls nochmals den Ort der Aktivierung im Körper bestimmen. Ist die Aktivierung noch größer als Null, dann wird die Bearbeitung des Traumas über die Körperaktivierung fortgesetzt. Manchmal macht sich bei der Verarbeitung eine andere oder tiefere Ebene bemerkbar und die Belastung steigt wieder an. Dies ist nicht als Versagen oder als Fehler des Therapeuten zu interpretieren, sondern signalisiert eher das Gegenteil. Dementsprechend muss aber weitergearbeitet werden bis der Belastungsgrad bei Null angekommen ist. Verspürt der Klient nach mehrmaligem Zurückkehren zur traumatischen Erinnerung keine Aktivierung mehr, wird er nochmals angeregt, durch Vergegenwärtigung der belastenden Ausgangssituation eine mögliche Restbelastung – wie beim Auspressen einer Zitrone („squeezing the lemon") – nochmals hochzudrücken und anschließend zu verarbeiten, bis sie erneut auf Null gesunken ist.

Im Alltag einer psychotherapeutischen Praxis kann es durchaus vorkommen, dass ein laufender Verarbeitungsprozess – wohlgemerkt nach Rücksprache mit dem Klienten – freundlich „abgebremst" werden muss, da die zur Verfügung stehende Zeit nicht mehr ausreicht. In der Mehrzahl der Fälle ist dies unproblematisch, da unser Stressverarbeitungssystem und das Gehirn ja permanent mit internen Regulationsprozessen beschäftigt sind. Dementsprechend kann man fast immer darauf vertrauen, dass die internen Systeme auch nach dem Verlassen der Praxisräume weiter an den angestoßenen Problemen arbeiten werden oder der Nachtschlaf weitere Regulationsarbeit verrichten wird. Natürlich sollte dann in der nächsten Sitzung überprüft werden, ob noch Restbelastungen bestehen. Ganz selten habe ich bislang erlebt, dass Patienten berichteten, über ein oder zwei Tage unter anhaltenden Beschwerden, wie z.B. Kopfschmerzen zu leiden. Immer stellte sich dabei aber heraus, dass es sich um Symptome handelte, die schon länger bestanden hatten, aber bislang im therapeutischen Prozess noch keine Beachtung gefunden hatten, weil der Patient sie nicht erwähnt oder sich längst damit abgefunden hatte.

6. Weitere Zugangsmodifikationen

Angesichts der „Nutzung" des Visualsystems ist es naheliegend – und David Grand hat dies natürlich sehr bald nach seiner grundlegenden Entdeckung getan – Variationen zu erproben. Hier bietet sich beim „Inneren Fenster" neben dem Abscannen von X- und Y-Achse die dritte Dimension an, also die sog. *Z-Achse* einzuführen. Dabei wird der Klient gebeten, nicht nur die Pointerspitze zu fokussieren, sondern diese Blickachse zu verlängern, z. B. auf die nächste Wand oder vielleicht sogar über ein in der Blickachse liegendes Fenster auf das nächste Gebäude. Er soll dabei prüfen, ob auf dem „Nah-Punkt" oder auf dem „Fern-Punkt" die Aktivierung höher liegt und seinen Körper fragen, auf welchem Spot er arbeiten will. Sehr Ähnliches passiert beim Arbeiten mit *Brillen,* womit sich Frederic Schiffer bereits 1998 beschäftigt hatte („Eine Brille für die Seele", dt. 2007). Beim Arbeiten mit diesen einseitig abgedunkelten Brillen wird jeweils ein Auge abgedeckt. Auf diese Weise ist es möglich, herauszufinden, welches Auge das sog. „Aktivierungs-Auge" sein könnte und welches das „Ressourcen-Auge" – also herauszufinden, bei welchem Auge die Aktivierung höher oder niedriger liegt. Beide Variationen können zusätzlich mit einer *Körperressource* kombiniert werden, wodurch dem sehr hoch aktivierten Klienten die Möglichkeit gegeben wird, die anfangs sehr hoch liegende Aktivierung nicht nur durch eine Körperressource zu reduzieren, sondern diese auch noch mit dem niedrigeren SUD-Score auf der Z-Achse und mit dem „Ressourcen-Auge" zu verbinden. Der Klient hat also mehrere Wahlmöglichkeiten, was sozusagen wie ein *Titrieren* oder „Verschachteln" der Ressourcen verstanden werden kann – die „Ressource in der Ressource in der Ressource in der Ressource". Diese Wahlmöglichkeiten sind für Patienten außerhalb des sog. *Toleranzfensters* äußerst wichtig, z.B. bei der Arbeit mit hoch dissoziativen Patienten oder sehr frühen Bindungsstörungen und Schädigungserfahrungen bereits vor dem zweiten Lebensjahr. Hierbei sollte man auch immer den Patienten fragen – oder ihn bitten, den eigenen Körper zu fragen – auf welchem Spot er arbeiten möchte. Wahlmöglichkeiten zu haben und ein Gefühl von Selbstwirksamkeit in der Psychotherapie zu entwickeln, ist für alle Traumapatienten von allergrößter Wichtigkeit, denn genau dies war ja in den traumatischen Situationen nicht verfügbar. Dies hilft auch, das Vertrauen der Patienten in den Therapeuten zu stärken, weil sie sich weniger ausgeliefert fühlen müssen.

7. „The Power of Brainspotting"

Brainspotting-Trainerkollegen aus den Anfangsjahren von Brainspotting stimmten 2017 meinem Vorschlag zu, den englischsprachigen Sammelband „The Power of Brainspotting – An International Anthology“ herauszubringen. In dieser Anthologie beschäftigen sie sich ausführlich mit grundlegenden Themen, wie z.B. dem „attunement“, dem „grounding“, der Bedeutung des Schweigens während des Brainspottingprozesses, dem Umgang mit dissoziativen Phänomenen und beim Arbeiten mit komplex traumatisierten Patienten, mit Verlust- und Trauerprozessen sowie mit der Anwendung von Brainspotting bei Kindern und Jugendlichen ebenso wie bei Künstlern und Sportlern. Wenn Sie, liebe Leserin, lieber Leser, einigermaßen der englischen Sprache mächtig sind, werden Sie in dem von mir herausgegebenen Buch viele Anregungen finden (Wolfrum, Hrsg. 2018).

Weitere Brainspotting-Kollegen haben spezifische Modelle entwickelt, wie man Brainspotting in speziellen Bereichen einsetzen kann. Dr. Roby Abeles aus Sydney in Australien hat z.B. das sehr interessante „Crocodile Set Up“ entwickelt, ein Vorgehen, wie man mit suchtabhängigen Patienten effektiv arbeiten kann. Nur kursorisch beschrieben wird dabei zuerst ein Brainspot gesucht – meist ein Gazespot – der das „Craving“, den Suchtdruck im Körper repräsentiert. Danach wird eine Art „Konsequenzen-Brainspot“ – meist über das innere Fenster – gesucht, der den Patienten das spüren lässt, was er meistens nicht wahrhaben will: Die Konsequenzen seines Verhaltens in der Zukunft. Sind beide Spots gefunden, kann und soll der Patient in eigenem Tempo mit seiner Blickfokussierung zwischen beiden Spots wechseln. In der Regel hat dies überraschende Effekte.

Dr. Pie Frey aus Boulder, Colorado hat ein spezielles Modell entwickelt, wie man mit Zwangs-Patienten mithilfe von Brainspotting effektiv arbeiten kann. Dies hier nachvollziehbar darzustellen würde jedoch den Rahmen dieses Buches sprengen. In jedem Falle sind verschiedene Brainspottingtrainer und Therapeuten dabei, immer wieder neue Variationen zu entwickeln und zu erproben – der Kreativität scheinen bei Brainspotting wenig Grenzen gesetzt zu sein – sofern die grundlegenden Prinzipien beachtet werden.

C. Beispiele aus der psychotherapeutischen Praxis

Vorbemerkung:

Von meinem bereits erwähnten und leider zu früh verstorbenen Mentor Gottfried Fischer stammen die Ideen der sog. *„Nosologischen Pyramide"* und das *„Polyätiologische Modell psychischer Störungen"* (2005, 2009). Er betrachtet das Symptom nicht länger als Element und Grundlage der Störungsbilder, sondern – bildlich gesprochen – als „Spitze des Eisbergs". Die Spitze der Pyramide bildet das Symptom, die Basis besteht jedoch aus vier Ätiologien: Der *Übersozialisation* (ein „Zuviel" an Erziehung), der *Untersozialisation* (ein „Zuwenig" an Erziehung mit Verwahrlosung und Vernachlässigung), *biologisch angeborenen* und *biologisch erworbenen* Störungen (z.B. Früh- oder Risikogeburt,

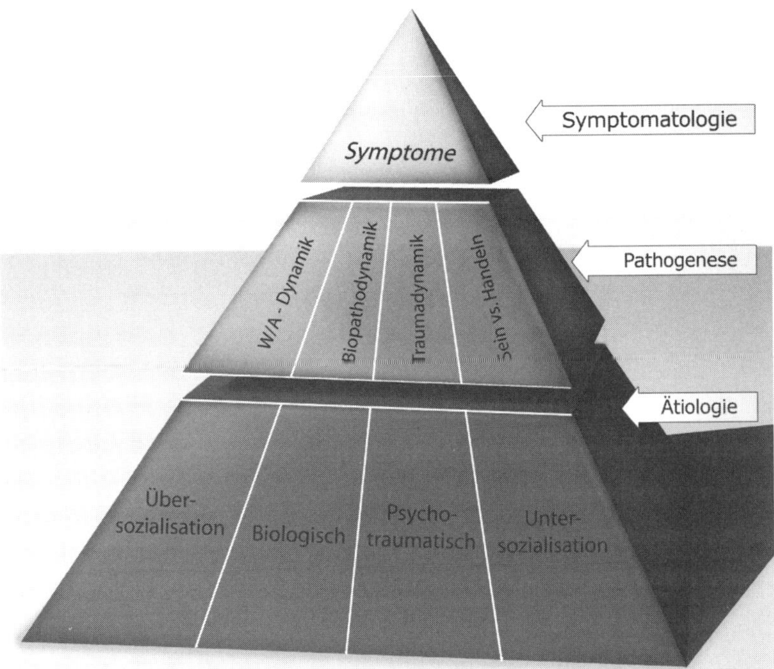

Abb. 2: Die nosologische Pyramide nach Fischer, G. 2005
Mit freundlicher Erlaubnis von Dr.Dr.Damir del Monte

schwere körperliche Erkrankungen) und der *traumatischen Ätiologie.* Zwischen Symptom und Ätiologie liegt die Teilstrecke der *„Pathogenese“:* Die Geschichte der Entstehung und Aufrechterhaltung eines Störungsbildes, die sinnvollerweise erfragt und entschlüsselt werden muss. Das Symptom variiert dabei in seiner inneren Strukturierung entsprechend dem ätiopathogenetischen Hintergrund. Dementsprechend gibt es zwischen den vier ätiologischen Einflussgrößen, der Über- und Untersozialisation sowie den biologisch angeboren und biologisch erworbenen und der traumatischen Ätiologie verständlicherweise viele Schnittmengen.

Für ein grundsätzliches therapeutisches Vorgehen wird empfohlen, sich in der Behandlungsplanung als Psychotherapeut darüber im Klaren zu werden, welche der vier Ätiologien vorherrschend beim Patienten ist. In der konkreten Prozessarbeit wird man sich aber immer wieder wundern, welche anderen Elemente im Therapieprozess sichtbar werden. Dies tritt ganz besonders auf, wenn Brainspotting zum Einsatz kommt – fließende Übergänge werden sichtbar, weshalb in der Darstellung der nachfolgenden Kasuistiken auf diese Systematisierung weitgehend verzichtet wurde. Es wurden in Rücksprache mit dem Klienten/Patienten Ausschnitte aus kürzeren oder längeren Therapien ausgewählt, welche die Möglichkeiten von Brainspotting veranschaulichen sollen. Die Klienten/Patienten wurden gebeten die Darstellung ihrer Prozesse zu überprüfen und soweit notwendig zu korrigieren, einige waren auch bereit, den eigenen Prozess zu kommentieren.

1. Parentifizierungsdynamik

Eine persönliche Vorbemerkung:
Ich persönlich bin immer wieder erstaunt, wie wenig Literatur es über das Phänomen der *Parentifizierungsdynamik* gibt, wie wenig Erwähnung und Beachtung diese schwere Bindungsschädigung in der Literatur oder in Kasuistiken erfährt. Auch in Supervisionen mit KollegInnen muss ich häufig diese darauf aufmerksam machen, dass es sich im vorliegenden Behandlungsfall um eine Rollenumkehr handeln könnte. Der französisch-belgische surrealistische Maler René Magritte hat 1936 oder 1937 untenstehendes Bild mit dem Titel „Der Geist der Geometrie“ gemalt, auf dem aber gar nichts geometrisch ist, sondern alles auf dem Kopf steht.

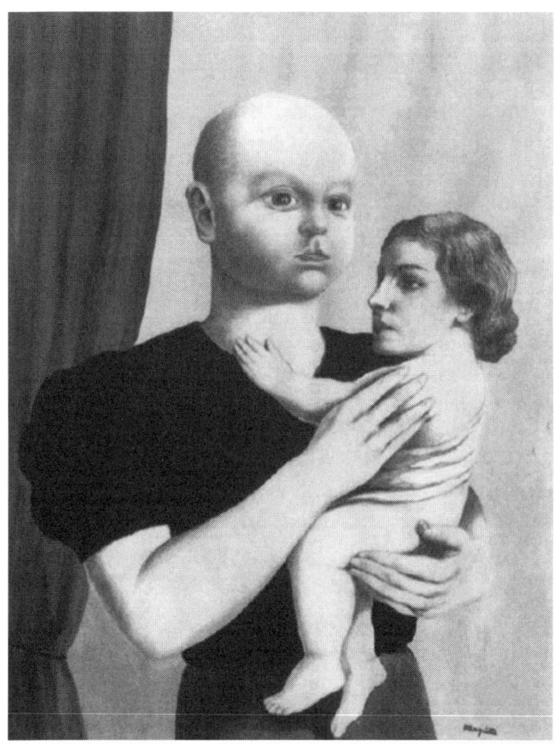

Abb. 3: „Der Geist der Geometrie" (L'Esprit de géometrie) von René Magritte (1937)
© VG Bild-Kunst, Bonn 2019

Er scheint hier die Geschichte seiner Beziehung zu seiner Mutter dargestellt zu haben, die entweder schwer depressiv oder schizophren war, immer wieder Suizidversuche unternahm und sich schließlich in dem Fluss Sambre ertränkte, als Magritte zwölf Jahre alt war. Angeblich wurde er fuchsteufelswild, wenn man ihn als Erwachsenen auf dieses Bild ansprach und nach seiner Bedeutung fragte, in jedem Falle drückt es die Parentifizierungsdynamik sehr treffend aus. Die meisten betroffenen Patienten verstehen sofort, was gemeint ist, wenn man ihnen dieses Bild zeigt. Oft wenden sie sich auch mit Widerwillen ab. Mithilfe dieses Bildes kann man mit betroffenen Patienten aber sehr gut arbeiten, z.B. wenn man sie fragt: „Was meinen Sie, wie es dem Jungen auf dem Bild geht, wenn er seine Mutter losgeworden ist, sie z. B. in eine Klinik gegangen ist oder begonnen hat, sich therapeutische Unterstützung zu holen"? Sie erraten sehr schnell, dass der Junge nicht wissen wird, was er selbst eigentlich will, denn um seine Bedürfnisse ging es ja nie.

Gottfried Fischer bezeichnete diese Dynamik sehr treffend als eine *„Orientierungstraumatisierung"*, denn dem Kind wird ja eine verdrehte Weltsicht präsentiert, was dieses Kind aber erst einmal über lange Zeit nicht merken wird und alles für normal hält. Erst sehr viel später, wenn es sich zu wundern beginnt, warum vieles bei anderen Eltern und anderen Kindern anders ist, wird es realisieren, welchem Betrug es aufgesessen ist, wie sehr es um Unbeschwertheit und eigene kindliche Bedürfnisse betrogen wurde. Wenn genügend emotionale Sicherheit und haltgebende Erfahrung bestehen, werden dann oft auch heftige Wutreaktionen frei, die auch mit Depressivität oder sogar Suizidalität einhergehen können. Die Suche nach den eigenen Bedürfnissen wird lange eine zentrale Frage sein: „Was die anderen brauchen, weiß ich, aber was will ich denn eigentlich"? Hier ist meistens eine längere therapeutische Begleitung notwendig, um den „inneren Kompass" zu stabilisieren und zu normieren.

Frau A.:
Die mittlerweile etwa 40-jährige Patientin *Frau A.* kam vor mehreren Jahren in einem psychisch und körperlich sehr prekären Zustand in meine Praxis (GW). Mittlerweile geht es ihr sehr viel besser und sie nimmt nur noch gelegentlich Termine wahr. Anfangs war sie sehr häufig krank, fing sich sozusagen jede Infektion ein, war energetisch sehr schwach und klagte dauernd über Erschöpfungszustände, meldete sich am Arbeitsplatz häufig krank, konnte kaum alleine in ihrer Wohnung sein und die Nächte waren oft voller Ängste und Albträume. Irgend etwas ihr bis heute unbekanntes Schreckliches schien in ihrer Kindheit bei den Eltern vorgefallen sein – beide schienen schon sehr früh mit dem Trinken angefangen zu haben, ab etwa dem fünften Lebensjahr der Patientin reduzierte sich durch die Geburt der Schwester die Aufmerksamkeit und Zuwendung der Patientin gegenüber. Die Tante, Schwester des Vaters, bestätigte später, die Familienatmosphäre sei „gruselig" gewesen, die Patientin habe als kleines Mädchen „perfekt funktionieren" müssen, eigene Freiräume oder eigene Bedürfnisse habe es nicht gegeben. Die Mutter packte wenig später ihre Koffer und verließ unter Hinterlassung von Schuldgefühlen und mit der Aussage: „Ich gehe auch wegen Dir" das Haus, um sich drei Jahrzehnte nicht mehr blicken zu lassen. Der Vater konnte zwar seinem Beruf nachgehen, kam aber jeden Abend betrunken nachhause, die Tochter wusste nie, wann er kommen würde, ob er überhaupt kommen

und in welchem Zustand er kommen würde. Außerdem durfte sie sich von ihm nachts wartend auf der Treppe im Hauseingang nicht erwischen lassen und musste aufpassen, dass er nicht in betrunkenem Zustand mit der brennenden Zigarette ins Bett gehen und das Haus abfackeln würde. Die gesamte Verantwortung für die Haushaltsführung, für die jüngere Schwester, teilweise auch für den Vater sowie den Hund und die Katze, lag nun plötzlich bei ihr. Versuche sich mit dem Vater auseinanderzusetzen, brachten nichts.

Eine lebensbedrohliche Erkrankung während dieser Zeit verschärfte ihre physische und psychische Situation weiter, dennoch schaffte sie über Umwege eine qualifizierte berufliche Ausbildung, die ihr bis heute Freude macht. Nach dem Tode des Vaters vor jetzt acht Jahren, der trotz aller ihrer Bemühungen nicht dazu zu bringen war, eine Entziehungskur zu machen oder vom Alkohol abzulassen, war sie sehr traurig, aber auch erleichtert, denn zum ersten Mal hatte sie das Gefühl, dass sie nun endlich auch mal Raum und Platz für eigene Bedürfnisse und Gefühle entwickeln könnte. Wie so häufig bei Parentifizierungsdynamiken, spürte sie jedoch erst einmal eine große innere Leere, denn die vorbestehende Aufgabe, sich um den Vater zu kümmern, war nun erledigt. Da sie aber eigentlich nie wirklich die Gelegenheit gehabt hatte, eigene Bedürfnisse und Wünsche zu entwickeln, machte sich nun erhebliche Ratlosigkeit breit, was sie in ihrem Leben eigentlich wolle. Im Raum stand immer der Wunsch nach einer Partnerschaft, einer eigenen Familie und nach Kindern, dies schien aber ziemlich aussichtslos.

Tatsächlich tauchte relativ bald ein erster möglicher Partner auf, der sich jedoch sehr bald als dem Vater sehr ähnlich entpuppte: Solange die Patientin bereit war, das zu tun, was er sich wünschte und vorstellte, lief die Beziehung gut, sobald sie eigene Bedürfnisse anmeldete, gab es totalen Krach. Sie war darüber sehr irritiert und begann sich zu distanzieren, was eine regelrechte Stalkingkaskade durch diesen „Freund" nach sich zog. Dieser beschimpfte, verfolgte und bedrohte sie, es fehlte nicht viel, um ein gerichtliches Annäherungsverbot zu erwirken. In diesem Ablösungsprozess begegnete die Patientin einem deutlich älteren Mann, der ihr sehr vielversprechender erschien, und auch ich als Therapeut freute mich, dass sie nun vielleicht doch endlich das Glück ihres Lebens gefunden, vielleicht sogar Kinder mit ihm haben könnte. Leider dauerte es auch hier nicht besonders lange, bis ihr klar wurde, dass die Beziehungsdynamik nicht sehr viel anders als beim Vorgänger ablief. Der einzige Unterschied bestand darin, dass „der Neue" auf ihre Bedürfnisse und Wünsche sehr viel subtiler ablehnend reagierte, z.B. mit Beleidigtsein, Liebesentzug durch Kontaktabbruch oder Rückzug, was die Sache natürlich keineswegs besser machte. Immerhin hatte sie sich nach einigen für sie sehr hilfreichen Sitzungen mit der von mir früher bevorzugten bildhaften Screen-Technik von verschiedenen belastenden Situationen aus der Kindheit deutlich besser distanzieren und darüber auch bestehende Stresserfahrungen im eigenen System reduzieren können. Dies führte zu einem gesundheitlich deutlich besseren Befinden, sie wurde seltener krank, lernte allein und ohne übergroße Ängste zu leben und sich beruflich besser durchzusetzen. Hierüber gelang es ihr schließlich auch, sich überhaupt auf Beziehungen mit Männern einlassen zu können. Dennoch fragte sie schließlich ziemlich verzweifelt, warum ihr dies eigentlich immer wieder passieren würde, dass sie sich auf „solche Männer" einlassen und immer wieder das Gleiche erleben würde. Bei der Erarbeitung dieser Wiederholungsdynamik berichtete sie, dass sie sich in den Beziehungen immer wieder sehr über sich selbst ärgere und wundere, weil sie sich plötzlich dabei „ertappe", wie sie sich unterwürfig und angepasst verhalte, damit Friede in der Beziehung herrschen könne. Eher beiläufig und im Nebensatz erwähnte sie erstmals, dass der Vater bei Auseinandersetzungen, wenn sie sich nicht „brav" verhalten hätte, immer wieder gedroht hatte, sie ins Heim zu schicken – die Mutter hatte sich damals bereits absentiert. Wenn sie also nicht auch noch den Vater verlieren wollte, musste sie sich fügen.

Im Sinne eines Ego-States-Ansatzes (Peichl 2019) konnte sie verstehen, dass sich vermutlich „die Netzwerke von damals" in Krisensituationen mit Partnern immer wieder massiv meldeten, dass vielleicht sogar die unbewusste Partnerwahl als Aufforderung zu verstehen sein könnte, die „unerledigten Handlungen" von damals zu bearbeiten und „sich damit aus der Vergangenheit zu befreien" bzw. die Netzwerke von damals „in die Gegenwart zu holen".

Inzwischen hatte ich mit ihr bereits mehrfach mit Brainspotting gearbeitet, allerdings aus Vorsicht überwiegend nach dem Ressourcenmodell, worauf sie gut ansprach. Nach den Sitzungen war sie oft sehr erschöpft – was übrigens den meisten Patienten so geht, die sich auf Brainspottingprozesse einlassen – aber sie berichtete auch jeweils immer von großer Erleichterung. Deutlich profitierte sie von Brainspotting angesichts wiederholter Migräneattacken, indem nicht nur die dazugehörige „Schmerzgeschichte" exploriert werden konnte, sondern auch die auslösenden Entwertungs- und Beschimpfungserfahrungen durch den Partner mit Aktivierungswerten bei anfangs acht Punkten und heftigem Druck im Kopf- und Brustbereich spürbar und „sichtbar" wurden. Während des eigentlichen Brainspottingprozesses – des „Prozessierens" – tauchten plötzlich „Mischfiguren" von Vater, Mutter und dem aktuellen Partner auf – die Figuren gingen schließlich bildlich ineinander über – das Stressverarbeitungssystem erfuhr offensichtlich Entlastung. Gegen Ende konnte sie sich sogar über ein auftauchendes inneres Bild amüsieren, wo der aktuelle Freund und der Verflossene dabei waren, eine Selbsthilfegruppe zu zweit aufzubauen.

Hierdurch ermutigt, wagte sie sich erneut an die Situationen des nächtlichen Alleinegelassenwerdens als Kind heran – sie „sah" und erlebte sich auf der Treppe sitzend und auf den Vater wartend. Es tauchten bald – wie im Traum – nicht nur die Bilder von Vater, Mutter und Schwester, sondern auch der Großmutter auf, aber alle schienen wie „eingefroren": Die Mutter konnte nicht auf ihr Kind zugehen, das Kind konnte sich nicht der Mutter nähern. Zu ihrem – und auch meinem – großen Erstaunen erschien wie im Märchen ein Esel auf der Bildfläche, der das kleine Mädchen rettete und freundlich entführte, womit bei ihr sofort körperliche Gefühle von Befreiung und Freiheit spürbar wurden. Sie verließ sehr beschwingt die Praxis, um sich bald auf weitere Brainspottingsitzungen einzulassen.

Wiederholt betonte sie zwischenzeitlich, dass die Bearbeitung mit Brainspotting ihr auch in anderen Lebensbereichen geholfen hätte, die mit dem eigentlichen Belastungs- und Verarbeitungsthema gar nichts zu tun hatten. Angesichts der zunehmenden Spannungen in der noch bestehenden Partnerschaft wagte die Patientin, sich wiederholende Situationen mit Brainspotting zu fokussieren, in denen sie z.B. auf den dringend erwarteten Telefonrückruf des Partners wartete, der aber nicht erfolgte. Der Aktivierungswert lag bei acht bis neun Punkten, sie spürte und beschrieb im ganzen Rumpf Gefühle von Kraftlosigkeit, Hilflosigkeit, Abhängigkeit und anfangs abnehmender Stabilität. Vorsichtshalber wurde auf dem Ressourcenspot und gegen Ende auch mit der z-Achse gearbeitet, um die Verarbeitung zu unterstützen. Nach anfänglicher extremer Anspannung tauchten wieder wie im Traum sich überlagernde Bilder vom Partner und vom Vater auf, die allmählich zugunsten von Entspannung blasser wurden, worauf sie neue Lebensfreude spüren konnte.

In der Folgesitzung sprach sie über die unendliche Sehnsucht, sich mal fallen lassen zu können und aufgefangen zu werden, was sie offensichtlich in ihrem Leben so gut wie nie erlebt hatte. Konsequent und mutig fokussierte sie nun die Situation, in der sie angesichts einer schweren körperlichen Erkrankung den Vater nachts angerufen hatte, weil sie dringend seine Hilfe gebraucht hätte – er diese aber schroff ablehnte. Über den Aktivierungsspot und acht Aktivierungspunkte, starken Druck im Brustbereich und eine große Traurigkeit „sah" und erlebte sie nochmals, wie der Vater sie damals anschrie und „fertig machte", obgleich sie sich angesichts eines Arbeitsunfalls kaum habe bewegen können. Zu ihrem Erstaunen veränderte sich nach einiger Zeit das Bild positiv in ein Ressourcenbild im Sinne einer Loslösung sowohl vom Vater als auch vom Partner. Beide lächelten freundlich – man konnte sich gegenseitig gehen lassen. Die Patientin fühlte Sicherheit und Geborgenheit, als würde sie sich in den eigenen Armen halten, betonte aber nochmals, wie anstrengend das Ausgangsbild gewesen sei. Der SUD-Wert ging gegen Null – sie war erneut erstaunt.

Hierdurch ermutigt, wagte sie schließlich das Gefühl des „Mutterseelenalleinseins" zu fokussieren, was sie immer dann hatte, wenn sie sich aus gescheiterten Beziehungen verabschiedete und auch in Kontaktabbruchsituationen wiederholt erlebt hatte. Sie ging damit ein großes Risiko ein, erlebte bei einem Brainspot sehr weit links am Rande ihres Blickfeldes kaum aushaltbare Doppelbilder vom Pointer mit Panikgefühlen im Bauchbereich und totaler Unruhe im Kopf und Brustbereich bei einem SUD-Wert von zehn Punkten. Aber sie hielt der Belastung stand und „sah" anfangs verschiedene Bilder von ihr ablehnend gegenüberstehenden Menschen, die sich negativ über sie äußerten („Du taugst nichts", „Du bist blöd" etc.). Schließlich tauchten ihr wohlgesonnene Menschen auf, beide Gruppen vermischten sich, sie konnte ein Gefühl von Geborgenheit unter den „Positivmenschen" erleben und fühlte sich sicher. Sie berichtete, dass der Stress der Doppelbilder dann nachgelassen hätte und die Vorstellung, sich vom gegenwärtigen Partner zu verabschieden, ihr kein Problem mehr machen würde –

im Gegenteil, es sei notwendig, denn er benähme sich asozial und er sei äußerst unzuverlässig. Die negativen Glaubenssätze, welche die Eltern damals wiederholt ausgesprochen hätten, seien wenigstens direkt ausgesprochen gewesen, beim Partner seien sie immer unterschwellig und indirekt. Das „Ausquetschen der Zitrone" führte zu keinem neuen Anstieg des SUD-Wertes, er lag am Ende zwischen Null und eins, die Patientin fühlte sich erschöpft, aber sehr erleichtert.

In der Folgesitzung berichtete sie, sich seit der letzten Sitzung viel leichter und energetischer zu fühlen, spontan habe sie sich ihre langen Haare kürzen lassen. Außerdem fühle sie sich zehn Jahre jünger und habe sich in einem sechs Stunden andauernden Gespräch vom ungeeigneten Partner verabschiedet. Wie nie zuvor spüre sie das Gefühl „ich kann und schaffe das alleine" – extrem wichtig seien die beiden Brainspottingsitzungen zum „Fallengelassenwerden" und „Mutterseelenalleinsein" gewesen. Wobei hinzuzufügen ist, dass während des Prozessierens zwar oft nicht viele Worte fielen, aber im direkten Kontakt auch mit dieser Patientin regelrecht zu sehen und zu spüren war – was jemandem, der dies noch nie gesehen oder erlebt hat, schwer zu vermitteln ist – wie das Hirn „auf Hochtouren" arbeitete, um mit dem fokussierten Belastungsinhalt „fertig" zu werden – oft ist die Anstrengung „mit Händen zu greifen", weshalb die Patienten auch hinterher meist sehr erschöpft sind. Dies war in eklatanter Weise auch hier der Fall. Ergänzend soll auch noch darauf hingewiesen werden, dass die vorbereitenden Screen-Sitzungen wohl wichtig waren und bereits einiges an Veränderung und Entlastung bewirkt hatten, aber mit dem Brainspottingverfahren schienen nochmals deutlich tiefere Prozesse stattzufinden, wie dies David Grand bereits bei der therapeutischen Arbeit mit der Eiskunst-Läuferin Karen beobachtet und berichtet hatte.

Meine Patientin berichtete außerdem mit etwas Erstaunen, dass sich wohl ihre Ausstrahlung geändert haben müsse, weil sie plötzlich auf andere, interessante Menschen stoße und ihr diese anders begegneten. Bei einer Partneragentur habe sie sich auch bereits angemeldet – es gingen ihr mittlerweile „tausend Ideen" durch den Kopf. Ihr Lebensweg sei nun wieder offen für neue Erfahrungen.

Die vorliegende Fallbeschreibung wurde der Patientin zur Korrektur und Freigabe vorgelegt, sie kommentierte diese wie folgt:

Meine Erfahrungen mit Brainspotting sind durchweg außerordentlich gut. Was ich sicher darüber sagen kann ist, dass nichts passiert was schadet. Selbst die bedrohlichsten Situationen sind gut auszuhalten und verändern sich so, dass man mit ihnen gut überleben kann, oftmals sogar mit einem Lächeln. Ich hätte nie gedacht, dass eine Methode derart wirkungsvoll ist. Die eigene Ausstrahlung ändert sich, ebenso wie die Haltung zum und im Leben. Ausprobiert habe ich Vieles, mich durch etliche Methoden durchgequält, nur um Erleichterung zu bekommen. Manch eine hat mich danach noch mehr belastet und im Alltag behindert. Die Screentechniken sind schon sehr gut, allerdings schaffen sie es niemals so nachhaltig in die Tiefe wie Brainspotting.

Über die Anfangssituation, in die man hineingeht, tauchen teilweise sehr schnell oder auch erst nach einer Weile Bilder auf. Bilder die erklären, erleichtern oder sogar lösen und verändern. Gefühle sind dazu im Körper zu spüren. Manche sehr massiv, andere wiederum zart und nur im Ansatz. Diese Körpergefühle kommen und gehen und lösen sich mit den Ursprungsbildern am Schluss auf. Es sind alles bekannte alte Gefühle. Ich habe keine Sitzung erlebt, die schlecht endete. Keine, die mir im Nachhinein Sorgen machte. Keine, in der ich danach zum Notfall wurde. Auch keine, die weitere Gespräche oder Nacharbeitung erfordert hätten. Was nicht bedeutet, dass es keinen erfahrenen Therapeuten dazu braucht. Der ist mehr als notwendig zur Begleitung.

Jede Brainspottingsitzung ist anders. Es ist sehr spannend, was passiert. Der gravierendste Unterschied zu anderen Möglichkeiten ist der, dass man es selbst in der Hand hat. Ein nicht zu unterschätzender Punkt innerhalb einer (Trauma-) Therapie. Man kann es steuern. Nicht ES steuert, sondern ICH steuere! Wenn es zu anstrengend wird, geht man auf einen Entlastungspunkt. Das Switchen ist manchmal sehr notwendig, hilft zu erkennen und zu verstehen, dass die Zeit eine andere und das Schreckliche vorbei ist. Das Erfahren dabei ist die Erkenntnis und sehr viel wirkungsvoller als darüber zu sprechen. Meiner Meinung nach geht Verstehen nur über Erfahrung. Auch in der Lösung. Eine gute, nachhaltige und wirkungsvolle Therapie funktioniert nur über die Kombination Körper-Geist-Seele. Nur so ist die Möglichkeit gegeben, dass etwas Neues beginnen kann und das Alte endlich erledigt ist.

Frau B.:

Die Ende 20-jährige *Frau B.* berichtete, seit 2015 als Ärztin in der Urologie gearbeitet zu haben. Im Mai 2016 habe sie im Nachtdienst einen psychiatrischen Patienten aufnehmen müssen, da in der Psychiatrie kein Platz frei gewesen sei. Dieser habe nachts zu randalieren begonnen, die Holzverkleidung des Stationstresens abgerissen und begonnen, auf die zu Hilfe eilende Dienstärztin, Frau B., einzuschlagen. Sie habe sich nur mit Mühe, die Hände vor den Kopf haltend, schützen und schließlich in einen abschließbaren Nebenraum flüchten können. Der randalierende Patient habe weitere Personen körperlich angegriffen und verletzt und sei schließlich aus dem Fenster gesprungen und habe erst dann von der herbeigerufenen Polizei festgenommen werden können. Die Patientin gab an, Todesangst erlebt zu haben, da sie sich nicht sicher sein konnte, ob sie dem tobenden Patienten entkommen könne. Sie habe bei dem Vorfall erhebliche körperliche Verletzungen davongetragen. Sie erinnere sich noch an den animalischen Gesichtsausdruck des Patienten im Moment des Angriffs – er habe ausgesehen „wie ein wildes Tier".

Vier Tage nach dem Angriff sei die von ihr sehr geschätzte väterliche Großmutter verstorben, was sie zusätzlich sehr belastet hätte. Nach dem Vorfall sei sie zwei Wochen lang krankgeschrieben gewesen, den rechten Arm habe sie nicht mehr richtig bewegen können. Sie habe dann versucht, weiter zur Arbeit zu gehen, aber gemerkt, dass dies nicht möglich war. Man habe ihr zwar psychologische Gespräche angeboten, insgesamt habe sie aber den Eindruck gehabt, dass dieser Vorfall von der Klinikleitung eher bagatellisiert worden sei. Nach insgesamt vier Wochen Arbeitsunfähigkeit begann sie wieder zu arbeiten, allerdings merkte sie in der Zeit danach, dass sie unkonzentrierter arbeitete und sehr schnell fahrig und hektisch wurde. Nach etwa einem Jahr verschlimmerte sich der Zustand zunehmend und es traten Panikattacken auf, die insbesondere am Abend vor einem anstehenden 24-Stunden-Dienst zum Vorschein kamen. Frau B. ließ sich schließlich krankschreiben und entschloss sich, eine psychologische Behandlung zu beginnen. Eine über den Durchgangsarzt und die zuständige Berufsgenossenschaft veranlasste ambulante Psychotherapie erbrachte nicht den erhofften Erfolg – offensichtlich fehlte eine traumaspezifische Qualifikation, auch habe sie keine vertrauensvolle Beziehung aufbauen können. Die Berufsgenossenschaft habe ihre Unterstützungsbemühungen eingestellt und die Patientin an die gesetzliche Krankenkasse weiterverwiesen.

Die Staatsanwaltschaft stellte das Verfahren ein, da der psychotisch kranke Patient schuldunfähig gewesen war und deshalb nicht weiter belangt werden konnte. Sie befürchtete, ihm zufällig bei der Arbeit über den Weg zu laufen – nicht zuletzt, weil dessen Großvater wegen einer chronischen Erkrankung häufig stationär im Krankenhaus behandelt und von seinem Enkel besucht wurde. Schließlich kündigte sie ihr Arbeitsverhältnis, da ihr die Vorstellung, dort weiterhin zu arbeiten, großes Unbehagen bis hin zu Panikattacken bereitete.

2018 sei sie acht Wochen stationär behandelt worden. Während der Behandlung sei vieles „aufgerissen worden", aber allzu viel Unterstützung – insbesondere auch durch traumaerfahrene Therapeuten – habe sie nicht erhalten. Es sei viel „in der Kindheit gewühlt worden", man habe der Mutter viel Schuld zugesprochen. Letztlich sei sie entlassen worden, ohne dass die aufgerissenen Wunden „versorgt" worden waren. Nach dem Klinikaufenthalt sei sie nach München gezogen, um Abstand zur Familie und zur Vergangenheit zu erlangen und um einen Neustart zu beginnen.

Als die Patientin zur ersten ambulanten Behandlung zu mir kam, berichtete sie von wiederkehrenden Albträumen sowie Intrusionen und Flashbackzuständen. Außerdem sei sie viel schneller als früher gestresst, habe Einschlafschwierigkeiten und fühle sich ständig in Alarmbereitschaft, als müsse sie auch weiterhin „auf der Hut" bleiben. Dabei fühle sie sich hilflos und mit ihrer Situation von vielerlei Seiten allein gelassen. Weiterhin habe sie wegen des Vorfalls auch viele Schuld- und Schamgefühle entwickelt. In diesem Zuge habe sie auch das Vertrauen in sich selbst und ihre Fähigkeiten verloren, ihr Selbstwertgefühl werde zunehmend weniger und die eigenen Zukunftsvorstellungen seien für sie völlig unklar. Sie berichtete von einer großen Hoffnungslosigkeit, die teilweise mit dem Gedanken einhergingen, „besser nicht mehr zu leben". Weiterhin erzählte sie von einer neu diagnostizierten Herzrhythmusstörung, wiederkehrenden Magen-Darm-Schmerzen sowie Verspannungen und Schmerzen in Schultern und Rücken. Zusätzlich sei auch die familiäre Situation problematisch. Sie fühle sich von ihren Eltern und insbesondere von ihren Schwestern unverstanden und wenig unterstützt. Der familiäre Boden sei „sehr wackelig". Die Patientin selbst habe sich hierfür auch schuldig gefühlt und mit dem Umzug nach München den Kontakt zur Familie abgebrochen. Scham und Schuld hätte sie in abgeschwächter Form schon vor dem Vorfall gekannt. Sie habe sich immer sehr schnell geschämt – die Erinnerungen reichen bis in ihr Kindergartenalter zurück – und sich für alles verantwortlich gefühlt.

Die ersten sieben Jahre ihres Lebens sei sie „fast nur krank" gewesen, habe unter Magen-Darm-Infekten bereits im fünften Lebensmonat gelitten, habe immer wieder Bronchitiden und Pseudokruppanfälle gehabt, habe Antibiotika schlucken müssen. Allein in den ersten 16 Lebensmonaten habe sie deshalb vier Mal im Krankenhaus behandelt werden müssen, bis zum siebten Lebensjahr sei sie zwei weitere Male im Krankenhaus gewesen. Schließlich habe sie sich im siebten Lebensjahr einer Mandel-Operation unterziehen müssen. Sie sei „immer das Sorgenkind" gewesen. Die Eltern seien im Rahmen ihrer Möglichkeiten und insbesondere während ihrer Krankheitsphasen fürsorglich gewesen, allerdings habe ihre Mutter teilweise überfürsorglich, „ängstlich und panikverbreitend" auf ihre Krankheiten reagiert. Ihr Vater sei der Alleinverdiener und als Dachdeckermeister sehr selten anwesend gewesen. Die Mutter, von Beruf Schneiderin, habe die Aufgabe der Kindererziehung gehabt. Sie sei daher damit sehr oft allein und zeitweise völlig überfordert gewesen, weshalb sie die Kinder – drei Mädchen – sehr oft angeschrien habe. Die Mutter habe „extrem unter Strom gestanden", andauernd habe es zwischen den Eltern Streit ums Geld gegeben.

Die Patientin habe sich als Mittlere der drei Schwestern zur Schlichterin zwischen den Eltern und auch zwischen der älteren und der jüngeren Schwester entwickelt – und sich wohl fur alle aufgeopfert. Da sie selbst dauernd krank gewesen sei, habe sie sich ansonsten so brav und unauffällig wie möglich benommen, sei in der Schule immer sehr gut gewesen. Als sich im 20. Lebensjahr der Patientin ihre Eltern getrennt hätten, seien die Scham- und Schuldgefühle sehr stark ausgeprägt gewesen. Sie habe sich verantwortlich für die Trennung der Eltern gefühlt und dass sie die Familie nicht habe „zusammenhalten" können. Die Trennung der Eltern und die damit stark belastenden Schuldgefühle wären der Grund gewesen, weshalb sich die Patientin von 2010 bis 2013 während ihres Medizinstudiums in psychologische und psychiatrische Behandlung begeben hätte. Sie habe Depressionen und eine Anpassungsstörung entwickelt. Insgesamt habe sie keine entspannte Kindheit gehabt – erst durch das Antidepressivum Citalopram habe sie Entspannung und Glück kennengelernt. Derzeit fühle sie sich überwiegend depressiv, aber auch sehr wütend.

Eine erste Screening-Abschätzung mit der „Skala zur Erfassung von Reaktionen nach Belastungen" (PTSS-10, Raphael et al. 1989, dt. Fassung nach Schüffel, & Schade, 1997) ergab den weit über dem kritischen Grenzwert liegenden Gesamtpunktwert von 51 Punkten. Der kritische Grenzwert, ab welchem man von einem dringenden Verdacht auf das Vorliegen einer Posttraumatischen Belastungsstörung spricht, liegt bei 36 Punkten. Mit maximalen Nennungen gab die Patientin Ein- und Durchschlafstörungen an, gefolgt von Depressionen, Schreckhaftigkeit, starken Rückzugsbedürfnissen, hoher Gereiztheit und Erinnerungsängsten („Angst vor Stellen und Situationen, die mich an das belastende Ereignis erinnern könnten"), wozu sie alle Personen benannte, die nur annähernd dem Täter ähnlich sehen würden. Geringfügig schwächer gab sie Stimmungsschwankungen an – „ich werde schnell wütend – das ist ganz neu" – unmittelbar gefolgt von Selbstvorwürfen und Schuldgefühlen, außerdem Albträume mit „Filmen vom Überfall und anderweitig bedrohlichen Situationen" und schließlich Muskelverspannungen – vor allem im Schulterbereich. Ihre größte Angst im ärztlichen Dienst sei die Vorstellung gewesen, wieder in vergleichbare Notfallsituationen zu geraten und dann in einem Freeze-Zustand stecken zu bleiben – sie müsse aber in ihrem Beruf doch effektiv helfen können.

Die Patientin berichtete anfangs vorrangig von den Auswirkungen des lebensbedrohlichen Angriffs durch den psychotischen Patienten, die offensichtlich unzureichende psychotherapeutische und vor allem fehlende psychotraumatologische Unterstützung. Relativ bald zeigten sich jedoch auch Hinweise auf traumatische Belastungserfahrungen, sowohl in der Kindheit – zahlreiche eigene Erkrankungen – als auch im frühen Erwachsenenalter durch die permanenten Streitereien der Eltern, die schließlich zur Scheidung führten. Auch aufgrund der permanenten Stressüberlastung der Mutter schien die Patientin bereits sehr früh die Mediatorenrolle als Schlichterin und Friedensstifterin zwischen den Eltern und auch zwischen den offensichtlich rivalisierenden Schwestern übernommen zu haben. Vermutlich tat sie dies, da sie als überwiegend dauerkrankes Kind sowieso schon größte Schuldgefühle gegenüber Eltern und Schwestern entwickelt hatte und glaubte durch brave Anpassung ihren Beitrag zur Stabilisierung des offensichtlich labilen Familiensystems leisten zu können. Durch diese leistungskompensatorische Traumabewältigungsstrategie und die damit verbundene altruistische Helferposition dürften eigene Bedürfnisse auf der Strecke geblieben sein, möglicherweise ist auch ihre Berufswahl diesem Bewältigungsversuch geschuldet. Ebenso ließ sich vermuten, dass angesichts der aktuellen traumatischen Belastungserfahrung diese Bewältigungsstrategie inzwischen zusammengebrochen war, weshalb sie zeitweise auch den Kontakt zur Familie und zu Freunden abgebrochen und sich in eine psychiatrische Klinik als Patientin „geflüchtet" hatte. Ebenso schien sie sich in einem erheblichen Loyalitätsdilemma zu befinden, denn das Sprechen über das Familiensystem bereitete ihr erhebliche Schwierigkeiten – fast im Sinne einer Art Existenzschuld. Vermutlich dürften auch die sich wiederholenden schwierigen Partnererfahrungen mit den im Elternhaus erlebten Bindungsstörungen zu tun haben, Erfahrungen, die durch Inkonsistenz, hohe Stressbelastung und fehlende emotionale Verlässlichkeit gekennzeichnet waren.

Angesichts der labilen Lebenssituation der Patienten musste zu Anfang der Therapie vorrangig nach stabilisierenden Faktoren und haltgebenden Menschen Ausschau gehalten werden. Immerhin konnte sie sich bald nach Beginn der ambulanten Psychotherapie aus der Psychiatrischen Klinik „befreien" und einen Platz in einer Wohngemeinschaft finden, wo sie sich wohl zu fühlen schien. Da der erlebte Überfall in der Klinik in keiner Weise verarbeitet schien, bot ich ihr hierzu eine erste Brainspottingsitzung an. Sie schilderte nochmals in allen Details den Ablauf und beschrieb als schlimmsten Moment, wie es ihr nur sehr knapp gelungen war, in ein Nebenzimmer zu flüchten und die Türe zu schließen und geschlossen zu halten. Sie beschrieb auf körperliche Ebene bei einem anfänglichen SUD-Score von 6 Punkten einen intensiven Druck hinter den Augen, wenig später setzte nach Auffinden des Brainspots ein heftiges Zucken, ausgehend von der Becken- und Gesäßmuskulatur ein, sodass sie fast eine dreiviertel Stunde lang rhythmisch regelrecht von ihrem Sessel „gerissen" wurde. Sie war über diesen Kontrollverlust verständlicherweise völlig irritiert. Ich versuchte, ihr nicht nur zu erklären, dass es sich hier aller Wahrscheinlichkeit nach um Entladungen aus Freeze-Zuständen handeln könnte, sondern bot ihr zur Entlastung auch die Weiterarbeit mithilfe einer Körperressource an. Dies schwächte die Körperreaktionen zwar etwas ab, ließ aber weiter die Tränen fließen und weitere „Entladungen" in Form heftiger „Jumps" weiterbestehen. Erst allmählich begann das Stressverarbeitungssystem sich zu beruhigen, sie berichtete von Gefühlen der Erleichterung, aber auch, dass sie jetzt völlig erschöpft sei.

In der Folge berichtete sie, dass sie sehr viel mehr Schlaf brauche und „viel wirres Zeug" träume. Zunehmend häufiger ging es um die Konflikte mit den Schwestern und die Schuldgefühle gegenüber den Eltern wegen deren Trennung. Sie wiederholte, dass sie in den ersten sieben Jahren ihres Lebens „fast nur krank" gewesen sei und nach und nach das Vertrauen gegenüber sich selbst verloren habe. Als sie etwas älter gewesen sei, habe sie versucht – vermutlich auch wegen ihrer krankheitsbedingten Zuwendungsbedürftigkeit – den Eltern „etwas zurückzugeben" und sei angesichts der zunehmenden Streitereien der Eltern als „Vermittlerin" aufgetreten. Diese Rolle habe sie auch als Mittlere zwischen den beiden oft eifersüchtigen Schwestern eingenommen. Möglicherweise habe sie sich mehr oder weniger für alle aufgeopfert. Meine Vermutung, dass es sich möglicherweise um eine Parentifizierungsdynamik handeln könnte, konnte sie nur schrittweise nachvollziehen.

Nach dem lebensgefährlichen Angriff in der Klinik habe sie sich überwiegend depressiv gefühlt, inzwischen aber auch sehr wütend, weil ihr die Problematik der Parentifizierungsdynamik zunehmend bewusster werde – einer „Orientierungstraumatisierung", bei der die Welt auf dem Kopf steht. Sie habe es lange für normal gehalten, dass sie den Eltern bei deren Problemen helfen und zwischen den Geschwistern habe vermitteln müssen. Allmählich verstehe sie, dass sie darüber ihre Unbeschwertheit und Freiheit als Kind eingebüßt und für die problematische Familiendynamik geopfert hätte.

Nach der ersten emotional sehr heftigen traumaexpositorischen Bearbeitung des lebensbedrohlichen Kliniküberfalls rückte im Verlaufe der Sitzungen die vermutete Parentifizierungsdynamik immer weiter in den Fokus der Gespräche. Zunehmend deutlicher wurde der Patientin, welche fatalen Folgen diese Rollenumkehr in ihrem Leben hatte, und wie hilfebedürftig die Mutter eigentlich gewesen war und noch immer ist. Erst allmählich gelang es ihr hierüber wieder etwas mehr Vertrauen in sich selbst aufzubauen, sich zu öffnen und Unterstützung annehmen zu können.

Bei weiteren Brainspottingsitzungen, auch mit Dreamspotting über einen Traum mit einer alten Freundin, tauchten nicht nur heftige Schuld- und Schamgefühle auf, sondern erneut heftige unkontrollierbare Becken- und Beinbewegungen („Jumps") bis hin zu großer Traurigkeit und unkontrollierbarem Schütteln des ganzen Körpers, verbunden mit einem Bild von sich selbst als kleinem Mädchen. Hierüber gelang es ihr zunehmend besser, verständnisvoller und empathischer gegenüber den jüngeren „Anteilen" von sich selbst zu werden. Dies gelang ihr schließlich auch bei der Erinnerung an Mobbingerfahrungen während ihres Studiums, wo in der Brainspottingsitzung bei einer SUD-Aktivierung von 7 Punkten Schwindelgefühle, Herzrasen und Wutgefühle auftauchten. Erneut meldeten sich die heftigen „Schaukel-Jumps" mit dem Gefühl des Alleinegelassenwerdens und der Erinnerung an Asthmaanfälle mit Todesangst angesichts vieler Spinnen auf dem Dachboden der Großmutter – welcher sie aber damals von ihrer Angst und den Asthmaanfällen, aus Scham zurückgewiesen zu werden, nichts habe sagen können.

Auch eine weitere Situation aus der Kindergartenzeit, in der sich die Patientin alleine gelassen und nicht gemocht gefühlt hatte, brachte durch Brainspotting nicht nur erneute Schamgefühle bei einem anfänglichen SUD-Score von 5 Punkten im Hals- und Brustbereich zum Vorschein, sondern es zeigten sich erneut große Trauer, Schwindelgefühle und wieder deutliche „Jumps"– diesmal aber durch die Arbeit mit einer Körperressource wieder etwas abgeschwächter.

Angesichts zunehmender emotionaler Stabilisierung entschloss sich die Patientin nach langem Hin und Her, die in München zu Besuch weilende Mutter zu einem gemeinsamen Gespräch einzuladen. Hier gelang es der Patientin, die Mutter anfangs vorsichtig, dann aber doch bestimmter mit dem Gedanken der Parentifizierungsdynamik zu konfrontieren und die Mutter zu fragen, ob diese eigentlich gemerkt hätte, dass die Patientin mit zunehmendem Alter als Kind immer mehr Verantwortung für die Mutter übernommen hätte. Die Mutter „fiel aus allen Wolken" und brach mehr oder weniger weinend zusammen, was deutlich machte, dass diese „nicht im Traum" daran gedacht hatte, dass hier etwas nicht stimmen könne. Die Patientin selbst stand diese Konfrontation nur schwer durch, blieb aber bei ihrem Standpunkt, auch wenn die Mutter nachträglich nochmals versuchte, die Situation zu ihren Gunsten zu verdrehen und nicht nur selbst mit eigenen Schuldgefühlen reagierte, sondern auch mit Schuldzuweisungen gegenüber der Tochter und den eigenen Eltern – den Großeltern der Patientin.

Darüber konnte sich die Patientin nicht nur besser mit ihren Schuldgefühlen der Familie und speziell der Mutter gegenüber auseinandersetzen, sondern wagte es auch, sich dem häufig bei Parentifizierungsdynamiken zu beobachtenden „Größenwahn" zu konfrontieren. Da Kinder dabei früh die Rolle des Erwachsenen übernehmen müssen oder dies häufig aufgrund unbewusster Schuldgefühlen tun, werden sie natürlich für ihre frühen Kompetenzen von den Eltern belohnt und stabilisieren sich über die auf dem Kopf stehende Rolle als „Retter" der Eltern. Die Wut über die auf der Strecke gebliebenen kindlichen Bedürfnisse kommt meistens erst sehr viel später, kann aber ziemlich heftig ausfallen.

Mittlerweile begann die Patientin sich sogar vorsichtig auf Partnerbeziehungen einzulassen, war aber auch hier mit dem Problem konfrontiert, die Bedürfnisse des anderen sehr viel besser zu spüren als die Eigenen. Immerhin gewann sie so wieder viel mehr an Selbstvertrauen, dass sie sich um eine neue Stelle, vorerst allerdings ohne Patientenkontakt, bewerben konnte. Dabei merkte sie beim Betreten des Klinikgebäudes, dass es wohl noch Symptomreste des Überfalls gab. Sie willigte ein, hier nochmals mit Brainspotting zu arbeiten, spürte nochmals die Angst und auch Antriebslosigkeit, schnelleren Herzschlag und „Strom in den Beinen" sowie erneut komplette Schüttelreaktionen des ganzen Körpers. Erst nach dem Wechsel auf eine Körperressource trat eine allmähliche Entspannung ein, der erlebte Schmerz wandelte sich in Kampfgeist: „Ich habe nicht verloren", Glücksgefühle wurden spürbar. Der Arbeitseinstieg gelang gut, die Auseinandersetzungen mit den einzelnen Familienmitgliedern und der Familiendynamik insgesamt gingen weiter.

Grundsätzlich hat sich die Situation der Patientin seit Beginn der psychotherapeutischen Gespräche und der traumakonfrontativen Sitzungen deutlich gebessert, sie ist wieder – wenn auch nicht in Vollzeit – arbeitsfähig, sie hat besseren Nachtschlaf und macht vorsichtig neue Erfahrungen auf partnerschaftlicher Ebene. Sie zeigt sich immer noch belastet von der problematischen Familiendynamik, kann sich aber deutlich besser abgrenzen, auch wenn sie sich angesichts ihres mutigen Vorstoßes gegenüber der Mutter von der Familie isoliert und als „Exotin" ausgegrenzt fühlt. Ebenso wenig fühlt sie sich von den ihr wichtigen

Schwestern verstanden – geschweige denn akzeptiert. Noch immer leidet sie unter Schuldgefühlen, gelegentlich „meldet" sich dann auch wieder der Verdauungstrakt mit heftigen Beschwerden, oft wird sie sehr traurig über die verworrene Familiensituation und den dort selten erlebten Trost. Vor allem intensive Gefühle des Alleinegelassenwerdens sowie Schamgefühle über gefühlte „Unzulänglichkeiten" brechen immer wieder in den Sitzungen durch. Insgesamt gesehen „kämpft" die Patientin um eine schuldfreie Gestaltung ihres Lebens und eine Befreiung aus den Verstrickungen der Familiendynamik und gibt an, froh zu sein, dass die Parentifizierungsdynamik im Sinne einer Orientierungstraumatisierung aufgedeckt und benannt werden konnte, fühlt sich aber genau dadurch doch noch sehr vulnerabel, denn noch immer erlebt sie verrücktmachende Situationen mit Mutter und Schwestern und nach und nach entdeckt sie immer mehr Alltagssituationen sowie Verhaltensmuster, aus denen die Parentifizierungsdynamik ersichtlich wird.

Hier der Kommentar der Patientin:

Als ich mich in die therapeutische Behandlung bei Herrn Wolfrum begab, war ich völlig instabil, unsicher, ängstlich und hoffnungslos. Vor der ersten Brainspottingsitzung setzte ich mich selber stark unter Druck – wollte ich doch alles richtig machen und keine Umstände bereiten. Als die Kontraktionen begannen, war ich völlig irritiert und wusste nicht, was in meinem Körper vor sich ging, da er nur noch seinen eigenen Regeln zu folgen schien und ich ihn nicht mehr unter Kontrolle bekam. Währenddessen und danach war ich von den anstrengenden Bewegungen völlig erschöpft und sehr müde. Es folgten weitere Brainspottingsitzungen mit sehr ähnlichem Ablauf und immer wieder war ich währenddessen beschämt, aber auch fasziniert, wie mein Körper sich von meinem Verstand „entkoppelte" und sich entlud. Gleichzeitig war ich erstaunt, dass mir Bilder von Erlebnissen aus meiner Kindheit vor Augen kamen, die immer von Scham, Schuld oder dem Gefühl des Alleinegelassenseins handelten. Rückblickend gaben sie mir die Spur, die mich schließlich zur Parentifizierung führte.

Die Brainspottingsitzungen bewirkten, dass ich mich einige Tage darauf irgendwie freier und unbefangener fühlte. Es scheint als würden meine Verhaltens-

muster flexibler und weicher werden und mein Gehirn sich neu sortieren. Mein besorgter Gesichtsausdruck löst sich langsam auf. Manchmal „erwische" ich mich sogar, wie ich ohne besonderen Grund schmunzle.

Die anschließenden Gesprächssitzungen helfen mir, die Erlebnisse aus den Brainspottingsitzungen und meinen „wirren" Träumen noch einmal genau zu sortieren und einzuordnen. Als die Parentifizierungsdynamik sich langsam abzeichnete, wurde klar, dass der Vorfall im Krankenhaus mich zwar völlig aus der Bahn geworfen hat, aber darunter eigentlich schon länger etwas in meinem Körper brodelte, woran er sich durch die Attacke zu erinnern schien: Nämlich Einsamkeit, völlige Hilflosigkeit und ein Gefühl von Ausgeliefertsein.

Inzwischen versuche ich, meine Welt umzudrehen und wieder auf die Füße zu stellen, so wie sie eigentlich sein sollte. Die Erkenntnis, dass ich aufgrund der Rollenumkehr zwischen meiner Mutter und mir Vieles einbüßen musste und meine Kindheit allermeistens sorgenvoll und beschwert erlebt habe, schmerzt sehr und macht mich total wütend. Gleichzeitig verstehe ich langsam, was mit mir los ist und verstehe vor allem meine Verhaltensstrategien, die als kleines Kind für mich überlebenswichtig und sehr kreativ waren, heute aber nicht mehr gut funktionieren und meine Bedürfnisse dabei nicht erfüllt werden. Das zeigt sich nicht nur im Kontakt mit meiner Familie, sondern auch in Freundschaften, beim Knüpfen von neuen Freundschaften und insbesondere rückblickend auch in den Beziehungen mit meinen ehemaligen Partnern. In sehr kleinen Schritten lerne ich gerade meine Bedürfnisse, Wünsche und Vorlieben kennen. Es fühlt sich an, als bekäme ich dadurch die Chance, zumindest einen Teil meiner „verlorenen" Kindheit nachzuholen. Ich hoffe, ich schaffe es, die verdrehte Welt irgendwann komplett auf die Beine zu stellen.

2. Bindungs- und Separationstraumatisierung

Frau C.:

Die 45-jährige Patientin *Frau C.* berichtete von erheblichen lebensgeschichtlichen Belastungserfahrungen, z.B. von vielen Krankenhaus-Aufenthalten als Kind, da sie mit leichten Missbildungen geboren worden war und dementsprechend

Operationen notwendig geworden seien. Aus dieser Zeit resultierte auch ein bis heute noch leicht hörbarer Sprachfehler, was insgesamt zu einer erheblichen Schwächung ihres Selbstwertgefühles geführt hatte. Darüber hinaus habe sie auch viele Krankenhaus- und Kuraufenthalte wegen wiederholter Atemwegsinfektionen absolvieren müssen.

Nach vielen bereits vorangegangenen körpertherapeutischen Erfahrungen wollte sie nun ein sehr belastendes Beziehungsthema in Angriff nehmen: So sehr sie sich einen festen Partner und eine Familie gewünscht hätte, sei sie zu der Überzeugung gekommen, sowohl „nicht gut genug für eine Beziehung" zu sein, als auch immer „das zu bekommen, was sie nicht wolle und das was sie wolle, nicht zu bekommen". Einmal im Leben habe es einen englischen Liebhaber gegeben, bei dem sie sich „angekommen" gefühlt hätte. Dieser lebe aber in England und sei aller Wahrscheinlichkeit nach kriegstraumatisiert und würde sich nur sporadisch melden. Viele Sitzungen waren mit der Klage über die fehlenden Rückmeldungen dieses offensichtlich in ihrem Leben sehr wichtigen Menschen gefüllt, ebenso wie mit der Suche nach den Parallelen in den Männer-Beziehungen. Ich machte ihr schließlich den Vorschlag, die Situation des Wegfahrens bzw. Weggeschicktwerdens durch die Eltern im sechsten Lebensjahr mit dem schockierenden Gedanken „die haben mich jetzt verkauft" zu visualisieren und mit Brainspotting zu bearbeiten. Schnell ließ sie sich darauf ein und sah die Eltern außen am Zug zum Abschied winken. Die in die Kur weggeschickte Sechsjährige fühlte sich verständlicherweise mehr als unwohl unter den anderen Kindern, sie fühlte Druck im Herzen, eine innere Wut und wollte raus aus dem Zug mit den Gedanken: „Ich bin hier fehl am Platz", „ich gehöre da nicht hin". Sie verspürte leichtes Ziehen im Beckenbereich und Magenschmerzen mit einem SUD-Wert von 6 bis 7 Punkten. Vorsichtshalber wurde dies alles mithilfe eines Ressourcenspots prozessiert, nachdem vorher der Aktivierungsspot bei gleichem SUD erhoben worden war. Der Ressourcenspot war aber mit stabileren Gefühlen im Beckenbereich und der Sitzfläche verbunden.

Die Patientin „sah" und schilderte schließlich einen inneren Kampf: „Ich müsste handeln, rausspringen, die Notbremse ziehen, schaffe das aber nicht alleine". Und weiter: „Immer verpasse ich die richtigen Gelegenheiten, zu handeln". Längere Zeit schwieg sie, während sie unverwandt den Pointer fokussierte.

„Hier könnte nur ein Erwachsener helfen – vielleicht ich als die Erwachsene von heute"? Tatsächlich gelang es ihr in ihrer Imagination, sich als Erwachsene in die damalige Situation zu schicken, um der Kleinen von damals zu helfen – beide zusammen ergriffen mit vereinten Kräften die Notbremse und zogen nach Zählen „drei, zwei eins" kräftig und ruckartig die Notbremse, obwohl der Zug bereits den Bahnhof verlassen hatte. Beide schienen völlig aufgeregt und realisierten, dass sich ihnen die Erzieher entgegenstellen würden. Die Erwachsene war kampfbereit und wäre – nach Schilderung der Patientin – auch bereit gewesen, ein Messer einzusetzen, um den Weg frei zu machen. Es gelang beiden in der Imagination, aus dem Zug zu kommen, und die Patientin bemerkte „die klare frische Luft der Freiheit – innen war es stickig". Beide rannten und flohen zu Eltern und Schwester, die dabei waren, den Bahnhof zu verlassen. Die Schwester freute sich, die Eltern schienen erstaunt.

In der anschließenden Reflektion der Beziehung der Patientin zur vier Jahre jüngeren Schwester meinte sie, diese habe viel leichter in die Rebellion gehen können. Die Patientin habe immer die richtigen Zeitpunkte verpasst – auch weil sie immer dafür habe sorgen müssen, dass es der Schwester gut gehe. Beiden gleichzeitig habe es niemals gut gehen dürfen – immer nur einer. Schließlich fiel der Patientin ein, dass die Mutter immer gesagt hatte: „Du als die Ältere musst vernünftig sein", und so habe sie immer zurückgesteckt. Vielleicht habe sie diese Rolle auch akzeptiert, weil sie durch ihre vielen Krankheiten als Kind den Eltern so viel Sorgen und Kummer bereitet hätte. Dadurch habe sie wenigstens mithelfen können, dass es der Schwester gut geht. Vielleicht ginge es hier viel mehr um Schuldgefühle und einen Loyalitätskonflikt, als sie bislang gedacht hatte? Umgekehrt habe sie sich selbst nie wirklich ernst genommen gefühlt, nur wenn sie ernsthaft erkrankt sei – dann schon. Außerdem sei die Überzeugung entstanden, „die anderen sind einfach besser als ich". Während der Brainspottingsitzung nahm der Druck in der Brust deutlich zu, nachdem er vorher bei der Frage nach der Rebellion deutlich abgenommen hatte. Die Frage der Patientin, ob sie sich der Mutter zuliebe für die Schwester geopfert habe, denn „es darf in der Familie nur einer von beiden gut gehen", beschäftigte sie weiter, der Druck in der Brust und auch im Herz blieb in dieser Sitzung bei einem SUD-Wert von 7 Punkten. Sie berichtete in der Folge aber auch, dass sie sich nach der Sitzung, in der es um die imaginative Befreiung der im Zug sitzenden Sechsjährigen gegangen sei, relativ gut gefühlt hätte – es sei befreiend gewesen, nicht alles aushalten zu müssen, sondern sich auch wehren zu dürfen. Allerdings stellte sich in weiteren Brainspottingsitzungen sehr deutlich heraus, dass noch immer eine deutliche innere Ablehnung des kranken kleinen Kindes bestand („die ist mir egal, ich will mit der nichts zu tun haben"), was intensive weitere therapeutische Arbeit an dieser inneren Seite notwendig machte, die für das damals erlebte Leid bis ins Erwachsenenalter hinein verantwortlich gemacht wurde, aber genau das Gegenteil, nämlich Empathie, Fürsorge und Schutz benötigte. Allmählich gelang ihr aber auch dies und sie konnte damit die verletzten und ausgegrenzten inneren Anteile Schritt für Schritt integrieren.

3. Verkehrsunfälle

Vorbemerkung:
Einmalige traumatische Ereignisse, sog. „single-blows", welche eine ansonsten in der Vorgeschichte weitgehend psychisch gesunde Persönlichkeit treffen, sind in der Mehrzahl der Fälle sehr schnell mit Brainspotting zu verarbeiten. Meistens genügen weniger als fünf Stunden, manchmal kann bei einer guten Arbeitsbeziehung sogar eine einzige Brainspottingsitzung den oder die Betroffene(n) von der Stressreaktion befreien. War das Unfallgeschehen mit körperlichen Verletzungen verbunden, wird eine längere Behandlung notwendig sein, vor allem dann, wenn die körperlichen Verletzungen noch nicht ausgeheilt sind. Hier gilt sogar die Regel, dass der Körper Vorrang vor der Seele hat, denn zwei „Baustellen" gleichzeitig zu bearbeiten scheint eine Überforderung des Stressverarbeitungssystems zu provozieren. Darüber hinaus scheinen nach meiner Erfahrung äußere Gewalterfahrungen schneller und „einfacher" zu verarbeiten zu sein als Bindungstraumatisierungen, die in der Regel früher im Leben passieren und komplexeren Schaden anrichten.

Frau D.:
Wohin die Bearbeitung von Verkehrsunfällen auch führen kann, machte im Sinne einer Affektbrücke die Geschichte der jungen *Frau D.* deutlich. Sie berichtete von einer relativ entspannten morgendlichen Autofahrt. Für sie sehr überraschend sei

angesichts einer Kreuzung der Verkehr zum Stillstand gekommen. Sie habe noch überlegt, hoffentlich merken das die hinter mir Fahrenden auch, als sie im Rückspiegel bereits ein Fahrzeug entdecke habe, das schon viel zu nah war, nicht mehr rechtzeitig habe bremsen können und ihr hinten auffuhr. Nach diesem Schlag folgte ein zweiter, denn ein weiterer Lieferwagen hatte es ebenfalls nicht geschafft, rechtzeitig zum Halten zu kommen und fuhr ebenfalls auf das hinter der Klientin fahrenden Fahrzeug auf. Als schlimmsten Moment gab die Klientin eine kurz aufsteigende Panik an, schnell aus dem eigenen Fahrzeug herauszukommen, was gefährlich gewesen sei, denn es habe sehr viel Gegenverkehr gegeben und gleichzeitig hatte sie Angst, es könnten noch andere Fahrzeuge auffahren. Sie habe in diesem Moment aber in einen ihr bekannten „Funktions-Modus" umgeschaltet und gewusst, dass sie jetzt nichts falsch machen dürfe – „jetzt bloß keinen Fehler machen": Also: Nach Verletzten schauen, die Unfallstelle absichern, die Polizei und eventuell einen Krankenwagen rufen. Die im Fahrzeug hinter ihr fahrende Frau habe über Schmerzen geklagt, ein Autofahrer auf der Gegenspur habe sie wegen Verkehrsbehinderung beschimpft, der Lieferwagen-Fahrer habe versprochen, die Polizei anzurufen. Während sie dies schilderte, wurde sie danach gefragt, was sie jetzt im Körper spüre. Sie gab ein Brennen im mittleren Brustbereich mit einem SUD-Score von 5 Punkten an. Unmittelbar nach Auffinden des Brainspots teilte sie mit, es schiebe sich jetzt ein alter Film dazwischen: Sie sehe sich beim Lernen als Achtjährige unter dem Druck der Mutter, die immer sehr viel Stress gemacht hätte und gelegentlich – ebenso wie auch der Vater – zugeschlagen hätte, wenn sie nicht „funktioniert" habe. Sie hätte in diesen Situationen gelernt, „ihren Körper abzuschalten" und nur noch funktional zu lernen, um die Erwartungen der Eltern zu erfüllen. Besonders angesichts der Erinnerung an einen Schlag des Vaters ins Gesicht spüre sie nun, wie sich der obere Rücken- und Halsbereich versteife, sie den Kopf kaum mehr bewegen könne. Dieser sei leicht nach links geneigt, denn der Schlag des Vaters sei von rechts gekommen, der SUD-Score liege nur bei etwa 7 Punkten. Dieser Freeze-Zustand sei jetzt kaum auszuhalten, aber immerhin sei der Körper „abgeschaltet". Zunehmend mehr Erinnerungen an die überwiegend spannungsgeladenen Situationen tauchten auf, einschließlich einer unerträglich dauerbeleidigten Schwester, die ebenfalls großen Stress gemacht hätte.

Die Klientin fragte sich, wie sie dies alles über die vielen Jahre von Kindheit und Jugend ausgehalten habe – den Vater hatte sie zuvor als despotisch autoritär beschrieben. Das einzige Gute, was sie daraus für sich habe mitnehmen können, sei dass sie über diesen durch Mutter und Vater befeuerten Funktionsmodus die Schule gut geschafft hätte, Abitur und Studium habe machen können – was die Mutter später bereut hätte, denn dadurch habe sie die Tochter „verloren".

Das Erleben des Freeze-Zustandes dauerte fast eine halbe Stunde an und war von der Klientin schwer auszuhalten, bevor sich der Zustand allmählich auflöste, bei 3-SUD-Punkten ankam und schließlich noch weiter herunterging. Eine Refokussierung auf die Unfallsituation und den massiven Druck der Mutter beim Lernen ließ keine weiteren Körperreaktionen „anspringen". Gegen Ende meinte sie schließlich, dass sie nicht nur erstaunt sei, dass jetzt diese über viele Jahre andauernden Freeze-Zustände aufgetaucht seien, sondern sie jetzt ihren Körper wieder spüren würde.

Der Patientin war wichtig, zu einem späteren Zeitpunkt ergänzend mitzuteilen, dass seit der Brainspotting-Sitzung über den Verkehrsunfall keine Stressreaktionen oder Ängste mehr beim Autofahren aufgetaucht seien, vor der Sitzung seien jedes Mal welche gekommen, wenn sie in den Rückspiegel geschaut hätte oder vor ihr Autos schnell gebremst hätten – „das ist jetzt komplett weg". Auch diese Mitteilung der Patientin kann als Bestätigung der Eingangsbemerkung betrachtet werden.

4. Besonderheiten bei der Arbeit mit Albträumen

Herr E.

Der etwa 40-jährige spanische Patient *Herr E.* war von der Berufsgenossenschaft wegen eines Unfalls mit seinem 40-Tonner geschickt worden. Nach seinen Angaben sei er von einem Tanklastzug – er sprach anfangs immer von einer „Zisterne" – überholt worden. Dieser habe stark beschleunigt, sei ins Schlingern gekommen, die Reifen hätten geraucht und das gesamte Tankfahrzeug sei seitlich gegen den Lastzug meines Patienten geprallt. Er selbst habe noch in letzter

Sekunde versucht, zu beschleunigen, damit er wenigstens nicht an seinem Fahrerhaus „getroffen" werde, aber der Aufprall sei nicht zu verhindern gewesen. Der Patient selbst trug körperlich nur wenig Blessuren davon, hatte aber Schlafstörungen, Panikzustände und Albträume entwickelt, die eine nachträgliche Behandlung erforderlich machten. Lebensgeschichtlich zeigten Vortraumatisierungen, z.B. ein Beinaheertrinken als Kind, weshalb er als größten Wunsch die Vorstellung entwickelte, mal mit einem Schiff auf dem Wasser unterwegs zu sein – was bislang für ihn undenkbar war. Tatsächlich schien aber das traumatische Letztereignis in keiner Weise verarbeitet, denn immer wieder berichtete er mit zunehmender affektiver Erregung von der Situation unmittelbar vor dem Aufprall. In zwei Sitzungen schilderte er dies mit solcher Vehemenz, dass ich ihn angesichts seines Starrens („gazens") auf meinen Teppich in der Praxis fragte, ob er die geschilderten Bilder vom Unfall, die qualmenden Reifen und den darauffolgenden Aufprall JETZT sehen würde. Er bejahte dies mit weiter zunehmender Erregung, sodass ich mich veranlasst sah, mich auf diesen Teppich zu werfen, um mit meinem Gesicht von unten nach oben in seine Blickachse gehen zu können. Er stutzte beim ersten Mal kurz, begann plötzlich furchtbar zu lachen und fragte – mich plötzlich duzend: „Hey, wo kommst Du denn plötzlich her"? Der komplette „Amygdalaspuk" der vollen vorher bestehenden panischen Erregung fiel in sich zusammen, der Patient konnte aufatmen und fiel erschöpft in seinen Sessel. Das gleiche Vorgehen war nochmals in der Folgesitzung notwendig – danach waren die Albträume verschwunden.

Herr F.:

Sehr Ähnliches geschah bei einem etwas älteren Berufs-Kraftfahrer, *Herrn F.,* dessen Hauptbeschäftigung darin bestand, VIPs zu chauffieren. Angesichts einer Großdemonstration mit offensichtlich vielen gewalttätigen und z. T. vermummten Chaoten geriet sein Konvoi in einen Hinterhalt, die Wagenkolonne wurde zum Halten gezwungen, die Fahrer wurden mit Eisenstangen und Schlägen auf ihre Fahrzeuge bedroht und auch direkt angegriffen, ehe die Polizei die Betroffenen nach subjektiv viel zu langer Zeit endlich befreien konnte. Angesichts dieser überwiegend lebensbedrohlichen Erfahrungen entwickelte auch dieser Patient Albträume, in denen sich nachts immer wieder die gleichen bedrohlichen Situationen abspielten. Ich schlug dem Patienten vor, die bedrohlichsten Augenblicke mit Brainspotting zu fokussieren und konnte unmittelbar nach diesem Vorschlag sehen, wie er einen bestimmten Punkt an der Wand meiner Praxis links von mir unverwandt anstarrte – er hatte spontan einen Gazespot gefunden. Ich fragte ihn, ob er das Geschehen dort „sehen" würde, er bejahte dies, beschrieb heftige Kopf-, Hals- und Rückenverspannungen mit SUD-Scores bis zu neun Punkten. Ich bat ihn, auf diesem Gazespot mit seinen Augen zu bleiben und begann schließlich, ihm gegenübersitzend, meinen Sessel so weit nach links zu kippen, dass er zwar nicht umfiel, aber ich mit meinem Gesicht plötzlich in der Blickachse des Patienten landete. Er stutzte ebenso wie mein spanischer Lastwagenfahrer, die körperlichen Symptome schwächten sich sehr schnell ab, er musste lachen und entspannte sich. Er berichtete in der Folge, dass diese Albtraumfilme nachts mehrere Male angelaufen seien, dann aber plötzlich „mein Kasperlgesicht" – er entschuldigte sich für diese Despektierlichkeit – aufgetaucht sei und der Albtraum rasch zu Ende gekommen sei.

Neurobiologisch lässt sich das Vorgehen sehr leicht verstehen: Die Amygdala bekommt in einem neuen und sicheren Kontext plötzlich eine neutrale oder freundliche Information, die zum bedrohlichen Vorereignis überhaupt nicht passt. Normalerweise beginnt der „Feuermelder" unseres Hirns in bedrohlichen Lebenssituationen nach 20 bis 50 Millisekunden zu feuern, nachdem aber völlig unpassend plötzlich das „Kasperlgesicht" des Therapeuten aufgetaucht war, lag für die Amygdala keine Bedrohungslage mehr vor. Es wurde – wie Gunther Schmidt aus Heidelberg dies oft erwähnt – eine neue Information „rangehäkelt" und im Sinne des Hebbschen Gesetzes mit der alten verknüpft. Die Bedrohung war entschärft.

Sehr interessant im Falle dieses Patienten war übrigens auch, dass in allen weiteren notwendigen Brainspotting-Sitzungen immer die obere Halswirbelsäule mit heftigen Schmerzen reagierte – was schließlich eine frühe Unfallerfahrung im siebten Lebensjahr, zusammen mit der Mutter, zu Tage förderte – vielleicht die erste gravierende traumatische Erfahrung im Leben dieses Patienten. Die Mutter hatte sich nachts auf dem Heimweg verfahren, habe mit zunehmender Nervosität reagiert und sei schließlich mit einem anderen Fahrzeug zusammengeprallt. Der Siebenjährige war vom Rücksitz zwischen den beiden Vordersitzen hindurch nach vorne geschleudert worden – ein typisches Scheudertrauma – und klagte später der Oma, die ihn zusammen mit dem Opa abholte, dass er heftige Nackenschmerzen hätte. Außer etwas Massage und tröstenden Worten passierte allerdings nicht sehr viel mehr. Da dies offensichtlich eine über viele Jahrzehnte bestehende „hartnäckige" *Körpererinnerung* war und vielleicht die erste Belastungserfahrung in seinem Leben, wurden dem Patienten zusätzlich auch myoreflextherapeutische Behandlungssitzungen empfohlen (Näheres hierzu im Exkurs 2 zu den Grundprinzipien der Myoreflextherapie).

Weiterhin interessant in seinem Falle war, dass er während der ursprünglichen Traumaerfahrungen unter erheblichen Knieschmerzen litt. Während der traumatherapeutischen Behandlung wurde dieses Knie operiert, so dass der Patient schmerzfrei wurde. Wurde mit Brainspotting an Situationen vor der OP gearbeitet, z. B. an der nachfolgend im Hotel erlebten Bombendrohung, wo er sich unter Schmerzen humpelnd aus dem siebten Stock zum Ausgang hangeln musste und dabei darauf wartete, dass das Hotel in die Luft fliegen würde, waren die Knieschmerzen im Sinne des *Körpergedächtnisses* – sehr zum Erstaunen des Patienten – wieder in vollem Umfang schmerzhaft zu spüren.

Frau G.:

Die etwa 40 Jahre alte Touristikfachfrau *Frau G.* wurde morgens auf dem Weg in ihr Büro Opfer eines Auffahrunfalls. Ein nachfolgender Kleintransporter war ihr beim Halt an einer Ampel mit etwa 70 km/h – nach Schätzung der Polizei – ungebremst auf ihr Fahrzeug aufgeprallt. Sie erlitt nicht nur ein heftiges Schleudertrauma, sondern prallte auch mit dem Gesicht und vor allem der Nase auf das Lenkrad auf, weshalb sie auch wegen einer Gehirnerschütterung stationär behandelt werden musste. Sie hatte nicht in den Rückspiegel gesehen und nichts von dem drohenden Unheil mitbekommen – wurde also „aus heiterem Himmel" von diesem massiven Schlag und der abrupten Beschleunigung überrascht, was zumindest teilweise auch die Diagnose einer *peritraumatischen Dissoziation* (Bering, 2005) erlaubte. Dementsprechend vorsichtig wurde die Patientin, die natürlich weder arbeitsfähig noch in der Lage war, ein Fahrzeug zu führen, nicht nur über das *Normalitätsprinzip* der Psychotraumatologie aufgeklärt, sondern auch über die Funktionsweisen unseres Gehirns, des Stressverarbeitungssystems und des Körpergedächtnisses.

Die erste Brainspotting-Sitzung mit dem Fokus auf das Unfallgeschehen ließ daher den SUD-Wert sehr schnell in bedrohliche Höhen ansteigen, weshalb die Weiterarbeit nur über eine Körperressource möglich war. Sie klagte im Verarbeitungsprozess über massivste Schmerzen im Rücken, in der oberen Halswirbelsäule, im Gesicht und vor allem der Nase und schwitzte, dass sie es kaum aushalten konnte. Das alles war ihr äußerst peinlich und sie wirkte fast überwältigt von dem, was sich in der Sitzung entlud. Sie berichtete in der Folge von Albträumen, die ihr noch viel peinlicher waren und ihr vor allem ziemlich „verrückt" erschienen, denn sie fuhr im ersten Albtraum nicht nur aus eigener Kraft in die Klinik und wies den Hinweis eines Mitarbeiter, sie sei jetzt tot, entrüstet zurück, sondern landete dort auch in einer Gummizelle. Beim eigenständigen Wiederverlassen der Klinik und Zurückfahren in die eigene Wohnung stellte sie fest, dass diese inzwischen an andere Menschen weiter vermietet worden war. Hier wurde zur weiteren Entlastung – welche sie selbst im Verarbeitungsprozess keineswegs so erlebt hatte – nicht nur weiter mit *Dreamspotting* gearbeitet, sondern sie auch darauf hingewiesen, dass sie sich selbst „in tieferen Schichten" vielleicht doch für verrückt halten könnte und offensichtlich auch unter erheblichen existentiellen Ängsten leiden könnte. Vielleicht würde sie die Frage, wie es für sie beruflich weitergehen könnte und ob sie sich jemals von dieser Unfall-Schock-Erfahrung wieder erholen würde, doch mehr beschäftigen als ihr lieb war. Wieder klagte sie über massivste Schmerzen vor allem im Rücken und der oberen Halswirbelsäule, aber auch an der Nase und den anderen verletzten Partien im Gesicht.

In einem weiteren Albtraum berichtete sie schließlich, dass sie den Unfall in vollem Umfang, angefangen vom Aufprallknall bis zum Schleudertrauma nochmals durcherlebt hätte, sich dann auf eine Wiese gesetzt und die Landschaft betrachtet hätte. Dort sitzend sei ihr „ein gläserner Mann mit Glatze" gegenübergetreten und habe ihr versprochen, dass alle ihre Schmerzen und alle ihre Probleme mit den Männern und sonstige Sorgen erledigt seien, wenn sie mit ihm mitkäme. Sie realisierte allmählich, dass es sich um den Tod handeln müsse und erklärte ihm, dass sie im Leben noch viel erledigen und Wichtiges an andere Menschen weitergeben müsse. Sie habe den Tod stehen gelassen und habe sich in ihr Auto gesetzt, um Ruhe zu finden – er sei ihr nicht gefolgt. Sie selbst erklärte auch diesen Albtraum für „völligen Blödsinn" und konnte erst allmählich verstehen, dass sie dem Tod bei diesem Aufprallunfall sehr direkt ins Auge geblickt hatte und auch hätte tot sein können und dass auch ihre existentiellen Ängste keineswegs als harmlos zu bezeichnen waren.

Der Klientin wurde diese Beschreibung ihrer Unfall- und Behandlungsgeschichte zur Korrektur und Freigabe vorgelegt. Sie kommentierte beides wie folgt:

Es ist nicht leicht „sich selbst zu lesen" und „nüchtern" zu betrachten. Die Therapie ist sehr anstrengend für sich allein, in Verbindung mit der Myoreflextherapie, die ebenfalls durch die Stimulation der Muskeln die Schmerzen des Unfalles zurückholt; manchmal kaum zu ertragen. Es ist ein innerer Konflikt, denn das Wissen, die Prellungen sind „ausgeheilt" und die Schmerzen ebenfalls und dann die tatsächlich realen Schmerzen.

Ein paar meiner Albträume sind nach dem Brainspotting erfreulicherweise nicht wiedergekommen, es sind zwar neue entstanden, aber im Gesamten bin ich dank der Therapie im Alltag ruhiger geworden, meine Gefühlsausbrüche sind weniger geworden. Die Myoreflextherapie erlaubt es mir mittlerweile sogar, teilweise zu entspannen und ich hoffe, dass mit den folgenden Sitzungen diese Momente mehr werden.

Ein innerer Druck des Verbergens der Ängste und Panikattacken hat sich dank der Therapie mit Brainspotting völlig gelegt und ich kann heute als Beifahrer bei aufkommender Panik dem Fahrer sagen „Du bist es nicht, ich bin das und es hat nichts mit dir zu tun, sondern mit einem schweren Unfall, dessen Folgen behandelt werden". Für mich ein sehr großer Schritt, den ich ohne Brainspotting sicher nicht erreicht hätte.

5. Oneiroide Bilder auf der inneren Bühne

Frau H.:

Die gutsituierte 40-jährige Patientin, *Frau H.,* Mutter dreier Kinder und Ehefrau eines erfolgreichen Geschäftsmannes, gab an, vor knapp einem Jahr unter heftigen Panikattacken gelitten zu haben, sie habe keine Luft mehr bekommen, das Gefühl gehabt, dass ihr der Kopf platze, habe unter Schlafstörungen und Kopfschmerzen gelitten. Gleichzeitig beschrieb sie sich als perfektionistisch und als jemanden, der immer „alles im Griff" haben müsse. Sie sei sozusagen immer im Leistungs- und Funktionsmodus unterwegs und habe früher immer versucht, den Erwartungen der Eltern zu entsprechen. Bis zum 13. Lebensjahr habe sie eine „Bullerbühkindheit" gehabt, dann sei der Vater „ausgebrochen" und fremdgegangen. Er habe der Mutter gestanden, dass er eine andere Beziehung habe – die Patientin hätte dies damals alles in der Küche mitbekommen. Nach außen hin habe dies alles zehn Jahre lang geheim bleiben müssen, was weitgehend gelang, weil der Vater in diesen zehn Jahren weiterhin weitgehend zuhause gelebt hätte. Die Mutter aber habe immer mehr gelitten und sei immer dünner geworden. Nach zehn Jahren sei der Vater schließlich nach der Intervention des Ehemannes der Patientin ausgezogen, um nach 18 Jahren krank wieder zurückzukehren. Die Patientin und die Mutter hätten jahrelang darum gekämpft, ihn zurückzugewinnen – eine „Tortur" für die Mutter, die schließlich auch noch viele ihrer Freundinnen und Freunde verlor, weil diese ihr nicht verzeihen konnten, dass sie den Vater schließlich doch „zurücknahm".

Die viereinhalb Jahre ältere Schwester sei schnell ausgezogen, der Jüngeren – der Patientin – sei die Aufgabe zugefallen, die Mutter zu trösten. Als „Papa-Kind" habe sie zwar dem Akademikervater immer zeigen wollen, dass sie nicht nur die kleine knuddelige Süße sei, sondern auch so intelligent wie die große Schwester, aber während des eigenen Jurastudiums habe sie Essstörungen bekommen und sei durch das erste und zweite Staatsexamen gefallen. Inzwischen arbeite sie als Personalberaterin und müsse sich in ihrer Firma ebenso beweisen wie gegenüber den eigenen, „tollen Kindern", dass sie eine gute Mutter sei. Dementsprechend leide sie bis heute unter Minderwertigkeitsgefühlen und stehe unter dauerndem Rechtfertigungsdruck. Der Kampf um Anerkennung durch den Vater und die Rivalität mit der Schwester, auch angesichts der Mutter als „ungebildeter Frau", bestünden auch jetzt noch. Angesichts einer Brustkrebserkrankung der Schwester und des Kümmerns der Patientin um diese seien neue Konflikte aufgeflammt, nachdem die Patientin mit der Mutter eine Woche weggefahren sei und die Schwester darauf gekränkt reagiert hätte – sie habe sich dadurch verletzt gefühlt. Die Patientin erlebe sich als einzige eher wie der Vater und plädiere eher für das Miteinanderreden und bemühe sich um Klärung – ebenso wie der eigene Ehemann, der alles beim Namen nenne.

Angesichts eines Skiunfalls mit nachfolgenden Kopfschmerzen sei sie in das „Hamsterrad des Katastrophisierens" eingestiegen und hätte zunehmend Zweifel und Panik bekommen: „Ich sehe meine Kinder nicht groß werden". Im MRT sei nichts zu finden gewesen, der Osteopath habe Muskelverspannungen entdeckt.

Die Patientin erwähnte, dass sie, nachdem sie dies alles berichtet hatte, „gestärkt und mit mehr Standpunkt" aus der ersten Sitzung gegangen sei und dass ihr bewusst geworden sei, dass sie sich wieder „mehr gönnen" dürfe. Auch müsse sie wegen der Mutter kein schlechtes Gewissen haben – „die Erblast" könne beendet werden. Noch immer säßen allerdings die Warnungen der Mutter in ihr: „Wenn Du zuviel Spaß hast, musst Du das büßen oder es wird jemand krank". Sie habe die Mutter angerufen, die ihr diese Aussagen bestätigt hätte, aber inzwischen sei ja alles anders ... Die Eltern wären bereit zu helfen, die Patientin könne sich entlastet fühlen, der Vater wäre jetzt zu allem bereit...

Die Patientin habe erstmals gemerkt, dass die Mutter sie mit ihren Aussagen „mir kann keiner helfen" inzwischen wütend mache, und sie frage sich, ob diese sie als Tochter noch brauchen würde. Unbeschwertheit und Spaßhabendürfen seien ihr fremd, auf den eigene Ehemann sei sie sehr neidisch, denn er sei „extrem lebensbejahend". In einem Traum am Wochenende sei wieder die Angst vor dem Brustkrebs aufgetaucht und eine innere Stimme habe sie gewarnt: „Werde ja nicht übermütig"! Sie beschrieb, dass es in ihr „einen mächtigen Teil" gebe – sie nannte ihn den „Stammspieler" – der ihr das Leben schwer mache, auch wenn er vielleicht Teil einer Überlebens- oder Bewältigungsstrategie gewesen sei. Immer wieder tauchten das Bild und die Befürchtung auf „ich werde krank, ich werde meine Kinder nicht groß werden sehen". Sie frage sich, ob sie sich angepasst verhalten müsse, um geliebt zu werden. Damals sei dies vielleicht gut gewesen, aber heute ...? Sie erinnerte sich, dass sie nach dem „Ausbruch" des Vaters mit der Mutter zu deren Mammographie habe mitgehen müssen. Sie habe Panik entwickelt, vor vier Jahren sei bei der älteren Schwester Brustkrebs entdeckt worden.

Angesichts der zumindest zeitweilig erkennbaren *Parentifizierungsdynamik* (Rollenumkehr) zeigte ich (GW) ihr das Bild von René Magritte, das er „den Geist der Geometrie" genannt hatte, das aber alles andere als geometrisch ist, denn hier steht alles auf dem Kopf: Ein groß dargestellter Junge mit Kindergesicht trägt eine erwachsene Frau in den Händen, vermutlich die Mutter – entsprechend der tragischen Lebensgeschichte von Magritte. Die Patientin berichtete in der Folgesitzung, dass sie dieses Bild sehr aufgewühlt und sie begonnen hätte, vorsichtig Vorwürfe an die Mutter zu richten. Die Mutter sei in Tränen ausgebrochen und hätte ihre eigene Hilflosigkeit bedauert – Zugeständnisse, die der Patientin gutgetan hätten. Sie wolle „jetzt aufräumen". Auch der Vater habe die Schuld voll auf sich genommen, aber seine Aussage „ich bin schuld" habe die Patientin eher wütend gemacht.

Der „Stammspieler" sei noch sehr präsent und existiere wohl schon seit dem jungen Erwachsenenalter. Auf Nachfrage gab die Patientin an, er sei wohl aus dem extremen Pflichtbewusstsein den Eltern gegenüber entstanden. „Er" mache sich durch Übelkeit – auch jetzt – bemerkbar, sei extrem kontrollierend, organisiere alles und müsse „alles im Griff" haben, Schwäche zu zeigen, sei undenkbar. Auch die Mutter habe immer gesagt: „Man hat alles im Griff und zeigt nicht, wie es einem geht".

Da die Patientin weiter betonte, wie sehr der „Stammspieler das Heft in die Hand" nähme und bestimmen würde, was man dürfe, ganz besonders aber, was man nicht dürfe, griff sie den Vorschlag, die im Körper spürbaren Gefühle zum „Stammspieler" mit Brainspotting zu fokussieren mit großer Skepsis auf, lies sich aber auf den Vorschlag ein. Noch einmal betonte sie, er sei der „totale Kontrolleur", dabei entwickelte sie erneut Übelkeitsgefühle im Oberkörper und ihre Hände wurden schweißnass, auch wenn sie den SUD-Wert mit nur drei bis vier Punkten bestimmte. Sie berichtete plötzlich von inneren Filmabläufen und von einer Bühne mit mehreren Theaterschauspielern, die aber nicht wirklich frei agieren könnten, weil der auch anwesende Stammspieler sie alle „im Griff" hätte.

Auf die Nachfrage, was helfen könnte, meinte sie, man müsste vielleicht den alles kontrollierenden, aber abseitsstehenden „Stammspieler" integrieren, vielleicht aus seiner Einsamkeit herausholen. Sie schlug dies in der Imagination den Schauspielern und auch dem auf der Bühne anwesenden „Stammspieler" vor und es begann auf der inneren Theaterbühne eine vorsichtige Annäherung. Schließlich habe sie „sehen" und erleben können, wie der Stammspieler an die Seite getreten sei und die Bühne für die Lebensfreude frei gegeben hätte. Ungläubig und noch misstrauisch beschrieb sie, dass nun auf der „inneren Bühne" Verbündung und Verständigung entstanden sei.

Die Folgesitzung leitete sie mit völligem Erstaunen ein – sie sei „platt" und könne es kaum fassen, was in der letzten Sitzung geschehen sei und mit welcher Geschwindigkeit welche Prozesse abgelaufen seien. Es fühle sich für sie „jetzt toll aufgeräumt" an, endlich könne sie sehen und einordnen, was sie mit der Mutter erlebt hätte und was mit ihrem „inneren Kritiker" los sei. Das Buch gleichen Titels von Jochen Peichl hatte ich ihr zum Lesen empfohlen. Sie hätte das Buch zu Ende gelesen, der „Stammspieler" sei geschrumpft – und wieder könne sie auf „der inneren Bühne" sehen, wie sich die Schauspieler, sich nun an der Hand nehmend, auf die Bühne getraut hätten und den „Stammspieler wie ein Baby" auf dem Arm trügen. Drei von ihnen würden nun die Bühne ausprobieren, die Patientin habe den leicht schlafenden „inneren Kritiker" auf dem Arm. Mittlerweile sei eine Nonne aufgetaucht, die moniere „das macht man nicht, als Mädchen ist man immer korrekt". Beim Versuch mit dieser in Kontakt zu kommen, antwortet sie: „Wenn ich nicht da gewesen wäre, wärst Du auf die schiefe Bahn geraten". Sie habe ihre Haube absetzen können und beide hätten erleichtert festgestellt, dass nun alles vorbei sei. Die Patientin beschreibt ein gutes und „aufgeräumtes Gefühl".

Noch einmal flammten die Probleme der Schwester gegenüber auf – die Patientin hätte „immer alles getan für eine gute Beziehung". Sie hätte nach ihrer Flucht aus dem Elternhaus in einem Brief an den Vater mit diesem „abgerechnet", die Rivalität um den Vater habe aber immer bestanden und die Patientin wäre nur am „Einstecken" gewesen. Eine Einladung an die Schwester, mit ins Therapiegespräch zu kommen, und die Beziehungsdynamik zu klären, lehnte diese zum Bedauern der Patientin ab: „Ich kann das nicht". Dennoch fühle sich die Patientin inzwischen ruhiger und habe verstanden, dass sie abwarten müsse, auch weil sie gemerkt hätte, dass die Beziehungskonflikte überwiegend das Problem der Schwester seien und nicht die eigenen. Eine verletzende Entwertungserfahrung mit der Schwiegermutter schloss sich an, noch einmal kam sie auf ihre Panikattacken und Erkrankungsängste zurück. Bei der Mutter habe es immer nur ein „gesund oder tot" gegeben. Nach dem Weggehen des Vaters habe diese immer ihr Krankwerden angekündigt, die Patientin habe als Kind in dieser Zeit immer Angst gehabt, die Mutter durch Krankheit zu verlieren und mehrfach an manchen Tagen an deren drohenden Tod gedacht.

Da die Patientin vom Vater als erstem verlassen worden war, wurde ihr hierzu eine weitere Brainspotting-Sitzung angeboten, in der eine Welle von Panikgefühlen „von unten nach oben" mit Gefühlen von Kontrollverlust und Angst vor Krankheiten aufstieg, wobei ein Wesen ähnlich ekelig wie „Gollum" aus dem „Herrn der Ringe" auftauchte. Der Aktivierungswert lag anfangs bei nur zwei bis drei Punkten, stieg dann aber an, als die Patientin wiederum Filmabläufe auf der „inneren Bühne" beschrieb, in denen klar wurde, wieviel Macht Gollum über sie hatte und dass er wohl eine Verkörperung des mütterlichen Lebensverbotes darstellte. Die Patientin geriet zunehmend mehr in Panik und fragte, was sie tun könne – die „Filmabläufe" im Inneren wirkten wie das Erleben eines Traumes im Wachzustand. Deutlich sichtbar wurde, wie sehr sich Gollum darüber freute, die Patientin in seiner Macht zu haben, die Verzweiflung der Patientin stieg, denn sie wusste nicht, wie sie sich in dieser Situation des Ausgeliefertseins helfen sollte. Sie fragte mich – ohne aus ihrem „inneren Film" auszusteigen – ich schlug ihr Verhandlungen mit Gollum vor. Ich erklärte ihr auch, dass Gollum vielleicht in der „alten Zeit" stecken geblieben sein könnte, dass er sozusagen nicht mitbekommen haben könnte, dass die Mutter sich mittlerweile verändert hätte – sie der Patientin neulich sogar empfohlen hätte, gut auf sich aufzupassen und gut für sich zu sorgen, was früher undenkbar gewesen sei. Die Patientin trat auf der „inneren Bühne" in Kontakt mit Gollum und erschrak zunehmend mehr, weil sie sich plötzlich wie mit Ketten gefesselt fühlte und überzeugt war, dass Gollum den Schlüssel zum Schloss für diese Ketten hätte. Sie versuchte, ihn darauf aufmerksam zu machen, dass jetzt eine andere Zeit sei, was Gollum in einen Wutanfall versetzte und worauf er den Schlüssel wegwarf. Offensichtlich befürchtete er, jetzt nicht mehr „gebraucht" zu werden – ein in der Ego-State-Therapie häufig zu beobachtendes Phänomen. Ich ermunterte die Patientin, Gollum mitzuteilen, dass sie nicht die Absicht hätte, ihn zu entsorgen, sondern vielleicht für ihn eine neue Aufgabe finden könnte. Es gelang ihr in ihrem inneren Film, den Schlüssel zu fassen und das Schloss an ihren Ketten zu öffnen. Während Gollum nun noch weiter ausflippte, schlug sie ihm vor, all die Lebensverbote, welche die Patientin bislang eingesperrt hätten, zusammenzusammeln, in einen Sack zu stecken und diesen mit Kette und Schloss zu sichern und darauf aufzupassen. Zu ihrem großen Erstaunen war Gollum von der neuen Aufgabe begeistert und hatte bereits mit der Arbeit begonnen – sie selbst begann mühsam und fast unter Schmerzen, ihren Körper zu bewegen und stellte erstaunt und ungläubig fest, dass sie sich frei bewegen konnte.

In der letzten, der achten Sitzung, fragte sie verunsichert und sehr erstaunt über die abgelaufenen Prozesse, ob dies tatsächlich so bleiben könnte – sie fühle sich endlich frei, könne sich bewegen und Wünsche artikulieren und sogar umsetzen oder ob der nächste Rückfall unmittelbar bevorstünde, weil alles nur Einbildung gewesen sei. Ich konnte sie dahingehend beruhigen, dass alte Verschaltungen im Gehirn natürlich immer einen „Heimvorteil" haben, weil sie länger bestehen und es neue Verschaltungen schwerer hätten, sich zu etablieren. Deswegen würde ich auch eher von „Ehrenrunden" – wie Gunther Schmidt dies vorgeschlagen hatte – sprechen und dies nicht so tragisch nehmen. Die Patientin verabschiedete sich mit großer Dankbarkeit, konnte immer noch nicht ganz glauben, was in ihren Sitzungen alles passiert war und versprach, sich zu melden, wenn etwas Neues oder Beunruhigendes auftauchen würde. Ich habe bis heute – mehr als zwei Jahr später – bislang nichts Beunruhigendes von ihr gehört, nur eine kurze telefonische Nachricht, es ginge ihr gut. Bei einer zufälligen Begegnung bestätigte sie dies erneut.

Die Schilderung der Therapieabläufe wurde der Patientin zur Korrektur und Freigabe vorgelegt. Sie kommentierte das Ganze wie folgt:

Ich möchte nur noch anfügen, dass mein Alltag natürlich bestimmte Hürden und Probleme mit sich bringt, die einen herausfordern und genau alte Muster anspielen ... Allerdings habe ich Werkzeuge an die Hand bekommen, mit denen ich genau solche Situationen meistern und einordnen kann.

Ich war wirklich überrascht und etwas ungläubig wegen des kurzen Zeitraums der Therapie, allerdings muss/kann ich mit Abstand sagen, es war genau richtig so (auch wenn ich zur Sicherheit/„Absicherung" einfach gerne nochmal gekommen wäre – aber wo gibt es das im Leben?)

Da ich so dankbar für die Therapie bin, freue ich mich, wenn ich etwas zurückgeben kann, und sei es nur in Form eines kleinen Beitrags zu diesem Buch.

6. Beispiel für Affektbrücken-Bildung

Herr I.:

Das folgende Behandlungsbeispiel zeigt nicht nur, wohin sogenannte Affektbrücken führen können, sondern auch, wie aus Situationen, in denen das eigene Leben und die eigene körperliche Unversehrtheit bedroht sind, letztlich eine Bindungstraumatisierung sichtbar werden kann. Der 40-jährige Patient, Herr I. kam, überwiesen von einer Schmerzambulanz, nachdem er bei einem Sportunfall im Ausland zusammen mit Freunden und dem eigenen Vater vier Finger verloren hatte, und noch immer über Schmerzen in den Fingerstümpfen klagte. Wiederholt konnte sowohl hinsichtlich der Schmerzbelastung als auch der katastrophalen medizinischen Behandlung im dortigen Land Brainspotting zur Linderung der Symptomatik eingesetzt werden. Darüber wurde nach und nach auch sichtbar, dass es auch in früheren Jahren und vor allem in der Kinder- und Jugendzeit einige Belastungserfahrungen gab, die er offensichtlich nicht gut „verdaut" hatte und die sich bis heute bemerkbar machten. Dabei wurde auch die Rolle eines wenig fürsorglichen Vaters sichtbar, der den eigenen Sohn in schwierigen Situationen häufig „im Stich" gelassen hatte. Nach einer Reihe von Sitzungen zu diesen Themen berichtete der Patient von ihm unerklärlichen Panikgefühlen an seinem Arbeitsplatz. Es gäbe dort eine Art Atriumhalle, wo er im vierten Stock nicht zu nahe an das Geländer gehen dürfe, weil er sich sonst geradezu magisch nach unten gezogen fühle und panische Angst bekomme, über das Geländer und über die vier Stockwerke nach unten abzustürzen. Er könne sich dies nicht erklären, zumal er ein eigentlich sehr rationaler Mensch sei und in einem technischen Beruf arbeite.

Anstatt den gewünschten „Fitnessplan für den Kopf" zu liefern, bat ich den Patienten die Situation in seinem Arbeitsgebäude mit dem atriumartigen Innenhof und der dazu erlebten Höhenangst zu visualisieren und darauf zu achten, was er hierzu im Körper spüren würde. Er beschrieb erhebliche Beklemmungsgefühle im Brustbereich mit einer Ausprägung von sieben bis acht SUD-Punkten, die ihn kaum frei atmen ließen. Es dauerte nicht allzu lange, da tauchte das Bild von einer gemeinsamen Wanderung mit Vater und Bruder auf einem Geröllgrad in den Bergen auf: Der Vater war vorausgegangen, der damals achtjährige Sohn ging hinterher, stolperte, kam ins Rutschen und drohte den etwa vierhundert Meter abfallenden Geröllgrad hinab zu rutschen. Er konnte in der Brainspotting-Sitzung erneut die zugehörigen Angstgefühle von damals erleben, der SUD-Wert ging noch etwas höher, um dann wieder leicht abzufallen und er berichtete, dass der Vater ihn beschimpft hätte, er solle doch besser aufpassen – eine erschrockene oder fürsorgliche Reaktion sei vom Vater nicht gekommen. Aber es dauerte nur wenige Minuten, bis ein neues Bild auftauchte – das Bild eines Sesselliftellers, der ihn als Kind, da er noch zu klein und zu leicht war, hochgezogen hätte, so dass er etwa vier bis fünf Meter über dem Boden vom Sessellift gezogen wurde. Andere Skifahrer und andere Kinder schienen dies sehr lustig zu empfinden, der Patient als Junge überhaupt nicht: Erneut tauchten Angst und Panik auf – hinzukamen Scham- und Schuldgefühle, dass ihm so etwas passieren musste. Auch hier erfuhr er vom anwesenden Vater weder Trost noch Unterstützung, noch Verständnis, ehe er endlich aus seiner misslichen Lage befreit werden konnte.

Das Auftauchen dieser „Bilder" und der alten Stresserfahrungen ging relativ schnell von statten, er sprach darüber jeweils vielleicht vier bis fünf Minuten, als würde es gerade jetzt passieren, und schon kam die nächste Situation: Diesmal sah er sich im Schwimmbad mit dem Vater, der ihm das Schwimmen habe beibringen wollen. In der Mitte des Schwimmbeckens habe dieser den damals Zehnjährigen plötzlich alleine gelassen, mit der Aufforderung, jetzt alleine an den Beckenrand zu schwimmen. Der Nichtschwimmer von damals spuckte Wasser, drohte unterzugehen und rettete sich mit großer Panik an den Beckenrand. All dies beschrieb er mit stockender Stimme und sichtbar hoher Stressbelastung, die Frage nach dem SUD-Wert erübrigte sich, denn sie hätte angesichts der erlebten Brisanz wahrscheinlich den Verarbeitungsprozess gestört. Aber dies war jedoch noch nicht alles, denn nach all diesen erlebten Bindungs-Traumatisierungs-Erfahrungen „fuhr der Timetrain" nun wieder in die andere Richtung und er „sah" und erinnerte sich mit allen dazu gehörigen Gefühlen und Körperreaktionen, wie er kurz nach dem Erwerb des Führerscheins mit dem Auto aus einer Kurve geflogen war, sich mehrfach überschlagen hatte und knapp neben einer Betonmauer im Misthaufen eines Bauernhofes relativ unverletzt zum Stillstand gekommen war. Noch einmal wurde ihm dabei bewusst, dass er die Betonmauer nur sehr knapp verfehlt hatte, denn sonst hätte er diesen Unfall aller Wahrscheinlichkeit nach nicht überlebt oder wäre heute vielleicht querschnittsgelähmt. Und schließlich ging es wieder in die andere Richtung und plötzlich „sah" er, dass ein Baby aus dem Kinderwagen gefallen war und er wusste, dass er das war, denn die Eltern hatten ihm dies viel später mal erzählt.

Der gesamte Ablauf dieser *Affekte* dauerte etwa vierzig Minuten, das „Ausquetschen der Zitrone" („squeezing the lemon") zeigte ihm plötzlich den inneren Zusammenhang zwischen der Höhenangst in seiner Firma und einem weiteren Bild vom Sportunfall im Ausland, wo er tatsächlich in höchster Lebensgefahr nur die „Wahl" hatte, sich Finger abreißen zu lassen oder bei einem tatsächlich möglichen Absturz durch eine Maschine zerstückelt zu werden. Die erneute Reaktivierung des Ausgangsereignisses im Sinne weiteren „Ausquetschens der Zitrone" brachte keine weitere wesentliche Belastung mehr, aber der Patient war sehr erstaunt und erschrocken über all das, was aufgetaucht war und er war auch ziemlich erschöpft. Und endlich konnte er auch kognitiv verstehen, in welcher Lebensgefahr er sich in der Sportunfallsituation befunden und dass er nur die Wahl zwischen Skylla und Charybdis gehabt hatte.

In der Folgesitzung berichtete er davon, dass die Höhenangstsymptome inzwischen erheblich besser seien, dass er auch noch von einer ähnlichen Situation geträumt hätte, aber noch einen gewissen Respekt vor dem Ganzen habe. Vor allem aber sei ihm nun endlich klargeworden, in welcher ausweglosen Zwickmühle er sich in der Unfallsituation befunden hätte und dass auch hier der Vater ihm weder unterstützend noch schützend – wie auch in so vielen Situationen seiner Kindheit – zur Seite gestanden hätte. Dies fand schließlich seinen traurigen Höhepunkt in dem nachfolgenden Schadensersatzprozess, in dem der Vater nicht in der Lage war, sich in seiner Aussage an die Seite des eigenen Sohnes, der für ihn in der Unfallsituation eingesprungen war, zu stellen, sondern sich eher auf die Seite des damals Hauptverantwortlichen stellte, sodass der Patient, sein Sohn, ohne jede Anerkennung von Schmerzensgeld die Verhandlung verlassen musste. Neben einer großen Wut und Enttäuschung beklagte der Patient Gefühle von Verrat, die wiederum weitere „Verratssituationen" der Kindheit und Jugend, einschließlich vieler Mobbingerfahrungen in der Schule, freisetzten, die zum Teil wiederum mit Brainspotting bearbeitet werden konnten. Dabei wurde ihm auch klar, dass er sich sowohl zuhause als auch in der eigenen Firma immer wieder im „Rechtfertigungsdruck" erlebe – dies sei auch bei der Gerichtsverhandlung so gewesen – obwohl er ja doch das Opfer des Ganzen sei und vier Finger verloren habe. In einer letzten Sitzung mit dem Brainspottingverfahren fokussierte er nicht nur die Wut über den Verrat des Vaters, als auch den „Rechtfertigungsdruck" und schließlich auch Erinnerungen, wo der Vater den Sohn misshandelt hatte. Er spürte hierzu körperliche Aktivierung im Bauch- und Brust-Bereich bei einem SUD-Wert von fünf bis sechs Punkten. Nachdem der Aktivierungswert mithilfe der z-Achse endlich auf zwei Punkte abgesunken war, meinte der Patient schließlich, er sehe jetzt plötzlich wie „der kleine Karl" von damals „jetzt zum großen Karl", dem Erwachsenen von heute geworden sei, der Vater ihm nichts mehr antun könne und er als Erwachsener sich heute auch besser schützen könne – auch wenn die Enttäuschungsgefühle über den Verrat des Vaters nach wie vor bestünden. Der Aktivierungswert sank weiter ab und der Patient konnte die Praxis deutlich gestärkt verlassen und verabschiedete sich dankbar aus der Behandlung.

7. Besonderheiten und Überraschungen

Frau J.:

Die etwa 40-jährige Patientin, *Frau J.*, Mutter zweier Kinder, nach 15 Ehejahren gerade in der Trennung vom Ehemann, selbst aber mittlerweile ziemlich traumatherapieerfahren, kam, um einige noch bestehende Belastungserfahrungen zu bearbeiten und sich selbst einige Fragen beantworten zu können. Sie berichtete, dass sie in vorangegangenen Therapien bereits herausgefunden hätte, dass sie etwa im fünften Lebensjahr Opfer des sadistischen Nazi-Opas geworden sei. Die Oma habe sie in das Ehebett „drapiert", damit der Opa sich an ihr vergehen konnte. Warum sie nicht schreiend davongerannt sei, sei ihr rätselhaft. Ich schlug ihr vor, genau diese Situation mit Brainspotting zu fokussieren. Sie ließ sich darauf ein, fand relativ schnell einen Aktivierungsbrainspot und berichtete von heftigen körperlichen Reaktionen im oberen Brustbereich und einem Gefühl von Todesbedrohung, denn der Opa hatte sie tatsächlich am Hals gewürgt, um seine Drohung zu untermauern, dass sie niemandem etwas sagen dürfe. Sie habe sich beim sadistischen Großvater immer wieder hilflos und ausgeliefert gefühlt und aufgrund seines Würgens tatsächlich eine Nahtoderfahrung gemacht. Es seien auch innere Bilder von vergewaltigten Leichen an der Ostfront aufgetaucht, wo der Großvater sein Unwesen getrieben hätte. Es folgten während des Prozessierens heftige Muskelspannungen und Schmerzen am Oberschenkel. Angesichts der ansteigenden Aktivierung wurde ihr die Weiterarbeit über eine *Körperressource* angeboten, wodurch sich die Körperreaktionen allmählich normalisieren konnten.

In der Folge tauchten eine ganze Reihe von Träumen auf. Ihr wurde klar, warum sie es als Kind nicht gewagt hatte, sich dem sadistischen Opa zu entziehen und dass ihre größte Wut der Oma galt, die sie nicht geschützt hatte. Eine von ihr beschriebene Triggersituation angesichts des Weinens und des „entsetzten Blicks" ihres kleinen Sohnes – etwa im gleichen Alter wie die Patientin damals während des Übergriffs – veranlasste sie, sich auf eine erneute Brainspottingkonfrontation einzulassen. Sie begann imaginativ die Augen ihres kleinen Sohnes zu fokussieren, berichtete von sehr belastenden Gefühlen im Brustbereich, dass sie sich „zusammengequetscht", „eingesperrt" und „festgehalten" fühle. Und während sie zu prozessieren begann, beobachtete ich, dass ihre Augen immer wieder für Sekundenbruchteile nach rechts außen „wegrutschten". Ich fragte sie, ob sie das selbst merken würde und ob es sein könnte, dass da „weiter draußen" noch etwas anderes Relevantes sein könne und ob sie bereit sei, auch mal länger dorthin zu schauen. Sie erklärte sich etwas widerwillig dazu bereit und berichtete plötzlich mit ziemlichem Entsetzen, dass sie Bilder sehe, wie der Vater nicht nur seinen Freund zur etwa Dreijährigen ins Zimmer geschickt hätte, sondern sich auch selbst an ihr – der Dreijährigen – vergangen hätte.

Diese Erkenntnis war für sie mit erheblichem Stress, um nicht zu sagen Schockempfindungen verbunden. Nach wiederholtem Durchatmen gestand sie unter Tränen schließlich, dass sie so etwas immer geahnt hätte, aber nie habe wahrhaben wollen. Aber tief getroffen sei sie nun doch. Zur Frage, warum sie dem sadistischen Opa nicht entflohen sei, meinte sie schließlich, da auch von der Oma kein Schutz ausgegangen sei und sie nun wisse, dass auch der Vater mitbeteiligt war, sei ihr mittlerweile klar, dass sie einem ganzen Missbrauchssystem mit einem Opa als sadistischem und einem Vater als bedürftigem Tätertypus ausgesetzt gewesen sei. Und vor allem – wo hätte sie denn hinfliehen können?

Die Patientin kommentierte diesen Prozessverlauf folgendermaßen:

Die Methode Brainspotting hat mir ermöglicht, an traumatische Erfahrungen zu kommen, die ich erahnt hatte, an die ich aber nicht rangekommen bin, auch weil sie in einem sehr frühen, vorsprachlichen Alter passiert sind. Auch wenn es nicht einfach ist, diese neuen Erkenntnisse anzunehmen, bringen sie mir Klarheit für mein Leben und meine Beziehungen. Beindruckend finde ich immer wieder, wie schnell ich bei relevanten Themen durch Brainspotting ankomme und wie tief die Erinnerungen gehen.

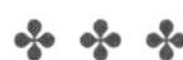

Frau K.:
Die 50-jährige Sozialbetreuerin *Frau K.* kam nach der Ermordung zweier von ihr über viele Jahre betreuter Damen, beschrieb unter Tränen, dass sie sich immer noch in einem ziemlichen Schockzustand befände und derzeit nicht arbeitsfähig sei und unter erheblichen Schlafstörungen leide. Sie sei an dem betreffenden Tag schon den ganzen Tag sehr nervös gewesen, weil sie die beiden Damen nicht erreicht hätte – sie habe beide über viele Jahre betreut und begleitet – beide seine fast so etwas wie Kinder für sie gewesen. Die zunehmende Unruhe sei schockartig zur Gewissheit geworden als abends gegen 17 Uhr ein Kripobeamter angerufen hätte, um mitzuteilen, dass man in einer der betreuten Wohneinheiten zwei Leichen gefunden hätte.

In beiden darauffolgenden Sitzungen wurde mit der Patientin nicht nur erfragt, in welcher Lebenssituation sie sich gegenwärtig befinde, sondern auch eine Ressourcen-Erkundung vorgenommen, um die Frage der Resilienz besser einschätzen zu können. Sie klagte über anhaltende Schlafstörungen und Albträume und fragte sich immer wieder, was die beiden Damen in den letzten Minuten und Sekunden vor ihrem Tod erlebt hätten, zumal der ebenfalls psychisch beeinträchtige Täter ihr auch bekannt sei. Auch bereitete es ihr angesichts ihrer Krankschreibung große Sorge, wer sich um ihre anderen Schutzbefohlenen jetzt kümmern würde. Nach Aufbau einer Körperressource mithilfe von Brainspotting zwecks weiteren Groundings wurde die Patientin in der vierten Sitzung schließlich gebeten, nochmals den Tag der Ermordung in allen Details bis hin zur Todesnachricht zu schildern, vor allem den schlimmsten Moment des ganzen Vorfalls. Sie beschrieb dabei Engegefühle im Brustbereich, ein Brainspot war schnell zu finden, der SUD-Score stieg auf 9 Punkte, sie beteuerte aber auf Nachfrage, die Spannungen aushalten zu können. Wenig später begann zu ihrem eigenen Entsetzen der ganze Körper sich in wiederholenden unkontrollierbaren Zuckungen und „Jumps" aufzubäumen. Sie fragte entsetzt, ob sie jetzt völlig verrückt geworden sei, denn sie habe jetzt keinerlei Kontrolle mehr über das, was in und mit ihrem Körper passiere. Ich konnte sie etwas beruhigen und ihr erklären, dass es sich angesichts der hohen Anspannung vermutlich um Entladungen aus „Freeze-Zuständen" handeln dürfte. Ich fragte sie, ob sie den „Emanationspoint" – die Stelle der Entstehung der Jumps im Körper – lokalisieren könne. Diese Frage und ihre Fokussierung hierauf verstärkte die Entladungsreaktionen, aber sie war bereit und in der Lage, diesen Prozess über 20 bis 25 Minuten auszuhalten. Insgesamt schien ihr der ganze Ablauf außerordentlich peinlich zu sein, aber nach knapp einer halben Stunde beruhigte sich der Körper allmählich – die Patientin war verständlicherweise sehr erschöpft und wollte nun wissen, warum die Quelle der Entladungen ausgerechnet von den Oberschenkeln ausgegangen sei. Ich konnte ihr nur Vermutungen anbieten, aber immerhin die Hypothese, dass dies mit dem Musculus Iliopsoas zu tun haben könnte, denn dieser Hüftbeuger sei an der Innenseite der Oberschenkel angewachsen, gehe durch den Beckenbereich nach hinten und sorge für die Aufrichtung des Rückens. Bei den meisten Traumapatienten sei dieser Iliopsoas aufgrund zu vieler erlebter Anspannungssituationen verkürzt und sorge häufig auch für Rückenverspannungen und Rückenschmerzen – von den meisten Behandlern würden diese Zusammenhänge aber nicht verstanden werden.

In der folgenden fünften Sitzung berichtete die Patientin, sie sei nach der Brainspottingsitzung „völlig platt" gewesen, aber „mittlerweile zucke nichts mehr". Sie habe mittlerweile sogar den Anruf der Mutter von einem der beiden Opfer annehmen können und in die Opferwohnung fahren können. Es sei gut gewesen, sie sei nicht mehr in einen Alarmzustand geraten, alles sei soweit o.k., vorher habe sie auch öfters von den beiden Damen geträumt. Die schnelle Terminvergabe für die therapeutische Unterstützung sei wichtig gewesen, denn sie habe sich dadurch schnell „aufgefangen" gefühlt. Über ihre heftigen körperlichen Reaktionen in der Brainspottingsitzung sei sie immer noch verblüfft, aber mittlerweile wieder arbeitsfähig. Sie verabschiedete sich sehr erleichtert und dankbar, die Empfehlung auf die eigene Psychohygiene zu achten, wurde ihr noch mitgegeben.

Brainspotting scheint nicht nur bei der Auflösung von *Freezezuständen* sehr hilfreich zu sein, sondern auch im Umgang mit *dissoziativen Reaktionen.* Sehr oft wird man bei Fortbildungs- und Trainingsveranstaltungen z. B. gefragt, wie vorsichtig muss man denn bei dissoziativem Verhalten von Patienten sein? Hierzu kann ich sowohl berichten, dass alle meine zu Anfang häufig von Dissoziationen berichtenden Patienten im Verlauf von wiederholtem Brainspottingeinsatz irgendwann mal erstaunt davon berichten, dass ihre dissoziativen Zustände abgenommen hätten oder sogar ganz verschwunden seien. Dies ist eigentlich nicht weiter verwunderlich, denn Dissoziationen stellen ja eine Schutzbarriere vor affektiver Überflutung dar und können in dem Maße abgebaut werden, in dem traumatische Belastungserfahrungen prozessiert und integriert werden.

Frau L.:

Darüber hinaus ist vielleicht aber auch das folgende Behandlungsbeispiel hilfreich: Während eines Brainspotting-Trainings berichtete eine Klientin von einem Beinahe-Absturz im Gebirge vor über 30 Jahren. *Frau L.* hatte mit einer noch wenig in Brainspotting erfahrenen Kollegin versucht, diese alte Erfahrung zu prozessieren, die Kollegin hatte zwecks „Titrierung" versucht, die Z-Achse einzusetzen. Die Probandin geriet jedoch in einen heftigen Aktivierungszustand mit 8 bis 9 SUD-Punkten, beschrieb Panik und stoppte zusammen mit der Kollegin den Verarbeitungsprozess. Sie berichtete anschließend die Situation einer Klettertour mit Freunden, bei der sie sich verstiegen hatten und eine 60 Meter lange Querung durch eine senkrechte, ausgesetzte Felswand notwendig war, um wieder auf die eigentliche Route zu kommen. Sie hatte dabei größte Ängste entwickelt, nicht nur selbst abzustürzen, sondern auch den Freund, mit dem sie durch das Kletterseil verbunden war, mit in die Tiefe zu reißen. Verschärft wurde das Ganze dadurch, dass der Fels sehr brüchig war und die gesetzten Sicherungen einem Sturz nicht standgehalten hätten – sie nannte diese eine eher „moralische Sicherung".

Nachdem klar geworden war, dass sie die gefährliche Felswand nur in einem Zustand eines dissoziativen Funktionsmodus hatte überqueren können – also im Sinne des Überlebens alle Gefühle „abgeschaltet" hatte – willigte sie ein, einen neuen Verarbeitungsversuch zu beginnen. Nachdem das Thema bereits umrissen war, bot ich ihr als erstes an, nach einer Körperressource Ausschau zu halten. Dies beanspruchte deutlich mehr Zeit als normalerweise, da sie natürlich mit dem „Absturzthema" bereits aktiviert war und von deutlicher Aktivierung im unteren Bauchbereich berichtete. Dennoch fand sie schließlich im oberen Brustbereich eine Körperressource, die sie als stabilisierend und beruhigend beschrieb, zumal ich ihr frühzeitig die einseitig abgedunkelten Brillen anbot. Sie beschrieb beim ausschließlichen Sehen über das rechte Auge eine starke Aktivierung und setzte diese schnell wieder ab. Mithilfe des linken Auges („Ressourcenauge") ging die Aktivierung deutlich zurück, nachdem diese bei „Verlagerung" des Ereignisses von damals auf den Ressourcenspot anfangs bei einem SUD-Score von 7 bis 8 Punkten lag. Zusätzlich bot ich auch noch die Z-Achse – also die Blickverlängerung über den Ressourcenspot hinaus – an, was die Aktivierung weiter absenkte. Ich überließ ihr die Wahl, auf welchem Spot sie weiterarbeiten wollte und sie entschied sich anfangs für den Fernpunkt. Sehr auffallend waren intensive Blinzelreaktionen während des halbstündigen Prozessierens. Gleichzeitig war zu sehen, wie die Probandin langsam zur Ruhe kam, trotz zeitweise deutlich sichtbarer Reaktionen. Nachdem sich die Probandin langsam der SUD-Null annäherte, wurde sie im Sinne von Squeezing-the-lemon gebeten, nochmals das Ausgangsereignis zu fokussieren. Sie berichtete von keinen wesentlichen Aktivierungen, auch nachdem sie die Brillen gewechselt und schließlich ganz abgesetzt hatte, blieb der Aktivierungswert im Nullbereich. Die Probandin äußerte sich erleichtert und erstaunt, dass nach so langer Zeit der Körper noch immer so heftig habe reagieren können. Sie verstand aber auch emotional nochmals besser, dass sie sich damals nur durch den dissoziativen Überlebensmodus hatte retten können.

8. Drei Sitzungen nach Amoklauf

Frau M.:

Die 20 Jahre junge *Frau M.* berichtete, dass sie bei einem Amoklauf in München im Juli 2016 mit Freundinnen beim Einkaufen unterwegs gewesen sei. Sie habe plötzlich Schüsse gehört, in Panik schreiende Menschen seien ihr entgegengerannt. Sie habe sehr schnell begriffen, dass etwas Schlimmes passiert sein könnte und flüchtete sich mit ihren Freundinnen in ein nahe gelegenes Hotel. Bei diesem Amoklauf eines ausländerfeindlichen Jugendlichen waren neun Menschen erschossen und fünf weitere schwer verletzt worden. Nachträglich konnte diese Bluttat als rassistisch motivierte rechte Gewalt bewertet werden. Sie berichtete, dass sie durch Zufall auf meine Praxis aufmerksam geworden sei, denn sie irre nun schon seit zweieinhalb Jahren (!) durch das Gesundheitssystem, sei bei mindestens acht Ärzten gewesen und „von Pontius zu Pilatus" geschickt worden, keiner habe ihr wegen ihrer anhaltenden Albträume und Panikattacken helfen können. Kurzzeitig sei sie sogar in der Psychiatrie untergebracht gewesen. Früher sei sie ein optimistischer Mensch gewesen, jetzt sei „alles nur noch freudlos". Man habe sie auch zu einem Seelsorger am Flughafen geschickt – sie hätten über den Vorfall geredet, er habe Tipps gegeben, die Albträume in vier von sieben Nächten seien aber weitergegangen, immer wieder seien die Szenen vom OEZ aufgetaucht. In einem ihrer Albträume sei sie auch in Schießereien direkt verwickelt bzw. überfallen worden oder es seien Mitglieder ihrer Familie ums Leben gekommen – dies habe sich sogar in Urlaubssituationen fortgesetzt.

Anamnestisch zeigten sich in der Familiengeschichte durchaus einige problematische Konstellationen, die Erfassung der aktuellen Belastungen mit dem

PTSS-10-Screening zeigte aber nicht nur einen weit über dem kritischen Grenzwert – dieser liegt bei 36 Punkten – liegenden Wert von 42 Punkten, sondern auch, dass die Schlafstörungen, Albträume, Muskelverspannungen, die Gereiztheit, die depressive Gedrücktheit, Schreckhaftigkeit, Rückzugsbedürfnisse, Stimmungsschwankungen, Erinnerungsängste sowie Selbstvorwürfe und Schuldgefühle sich ausschließlich auf den Amoklauf bezogen.

Nach einer kurzen psychoedukativen Unterrichtung vor allem über das sog. *Normalitätsprinzip* (Fischer 2005) – nicht der Betroffene oder sein Stressverarbeitungssystem sind verrückt, sondern das, was er erlebt hat – wurde ihr daher bereits in der zweiten Sitzung das Brainspottingverfahren angeboten und kurz erklärt, wie dies prinzipiell ablaufe. Sie wurde hierzu gebeten, die sie am meisten belastende Situation aus dem OEZ zu fokussieren. Über eine Kombination aus äußerem und innerem Fenster ließ sich sehr schnell ein Brainspot finden, sie berichtete von Schmerzen und Traurigkeit im Brustbereich und einem ansteigenden SUD-Score von anfänglich 5 Punkten. Deutlich sichtbar wurden vegetative Belastungsreaktionen, sie schwitzte sehr stark und starrte geradezu hypnotisiert auf den Pointer. Nach etwa 20 bis 25 Minuten beklagte sie, dass sie nass geschwitzt sei, berichtete von einem „Ziehen" an der rechten Backe, einem Kribbeln in Beinen und Füßen, dass jetzt aber eine Last von ihr abgefallen sei. Das Ganze habe gutgetan, aber sie sei erstaunt, dass der Körper so intensiv reagiert hätte.

In der folgenden dritten und letzten Sitzung berichtete sie, dass es ihr subjektiv besser ginge, sie weniger Spannung im Kieferbereich hätte – ein zuvor bestehendes Problem – aber geträumt hätte, in einer Bank gewesen zu sein, wo ein Überfall stattgefunden hätte. Alle Anwesenden – auch sie selbst – seien als Geiseln genommen und in einen Nebenraum gesperrt worden, aber die Polizei habe sie alle nach einiger Zeit befreien können. Im Sinne des von David Grand entwickelten Dreamspottings wurde dieser Traum genutzt, um erneut mit Brainspotting zu arbeiten. Auch hierzu konnte schnell ein Brainspot gefunden werden, sie beschrieb ein starkes Drücken im Brustbereich, Gefühle von Angst und Ungewissheit und deutliches Händekribbeln bei einem SUD-Score von 5 Punkten. Auch hier dauerte das Prozessieren etwa 25 Minuten, eine Refokussierung auf das Erlebte beim Amoklauf ließ außer erneutem Kribbeln in Beinen und Füßen keine weiteren Körperreaktionen sichtbar werden. Der SUD-Score baute sich gegen Null allmählich ab. Sie berichtete, wenn sie jetzt an das denke, was sie erlebt hätte, sei dies nicht mehr so erdrückend, vor allem die Spannungen im Kieferbereich hätten deutlich nachgelassen.

Eine weitere Sitzung wurde vereinbart, die von der Patientin jedoch abgesagt wurde – sie sei gerade beruflich in Deutschland unterwegs, es ginge ihr gut. In einer telefonischen Nachfrage drei Monate später bestätigte sie dies, sie hätte keine Albträume mehr, es ginge ihr gut.

Frau N.

Interessanterweise benötigte die zwei Jahre jüngere *Frau N.,* die mit ihrer Schulklasse den Amoklauf am Bataclan in Paris im November 2017 zwar nicht direkt, aber doch in unmittelbarerer Nähe miterlebt hatte, ebenfalls nur drei Sitzungen, um sich von anhaltenden Panikattacken und Flashbacks zu befreien. In der ersten Sitzung mit Brainspotting entwickelte sie eine große Anspannung, Herzrasen und Atemnot bei einem anfänglichen SUD-Score von 5 Punkten, der allmählich anstieg. Mithilfe eines Ressourcenspots konnte sich das Stressverarbeitungssystem im Laufe der Stunde beruhigen. In der zweiten Sitzung berichtete sie von großer Traurigkeit, nachdem sie die im Internet verfügbaren Bilder zum Anschlag gegoogelt hätte. Diese Bilder und die Trauer wurden in einer zweiten Brainspottingsitzung fokussiert, sie reagierte mit starker Trauer im Brustbereich (SUD = 7), einem „Kloß im Hals" (SUD = 7) und Kopfschmerzen (SUD = 8). Mithilfe eines Ressourcenspots mit Beinen und Füßen ließen die Körperaktivierungen allmählich nach und gingen langsam gegen einen SUD-Score von 2 und schließlich gegen null Punkte, wobei positive Erinnerungen an einen Spanien-Urlaub dabei halfen. Nach einer weiteren ausschließlich verbal ausgerichteten Sitzung verabschiedete sich die Schülerin – offensichtlich weitgehend symptomfrei.

9. Kurztherapie mit analytisch-tiefenpsychologischen sowie hypnotherapeutischen Elementen und Brainspotting-Interventionen

Herr O.:

Der jugendlich wirkende, aber bereits berentete Patient, Herr O. meldete sich mit ziemlicher Verzweiflung – er habe über viele Jahre Einzel-, Gruppen- und nonverbale Therapien gemacht, aber jetzt sei seine Ehe wohl kurz vor dem endgültigen Zerbrechen. Der letzte Urlaub auf einer Insel zusammen mit dem 18-jährigen Sohn sei gescheitert und habe abgebrochen werden müssen, vielleicht sei der Patient selbst zu eifersüchtig gewesen oder es sei zu dritt einfach zu eng gewesen – jedenfalls gingen er, seine Frau und der Sohn in der jeweils eigenen Welt nun ihre eigenen Wege, es herrsche nur noch eisiges Schweigen. Früher habe es sehr viel Verbindendes über gemeinsame Musikinteressen, das Reisen und gutes Essen mit seiner Frau gegeben – dies sei alles verloren, obwohl der Patient für den eigenen Sohn zu dessen 18. Geburtstag sogar ein Musikstück als Geburtstagsgeschenk komponiert hätte. Dieser habe aber eine emotionale Beziehung nur zur Mutter – einer leitenden Krankenschwester, in die sich der Patient angesichts eines Krankenhausaufenthaltes verliebt hatte. Er selbst fühle sich vom Sohn überwiegend auf den Arm und nicht ernst genommen. Er müsse aber auch zugestehen, dass er sich immer sehr schnell gekränkt fühlen würde, nicht zufrieden mit seinem Leben sei, immer das Gefühl habe, zu wenig Anerkennung zu bekommen – insgesamt fühle er eine große Leere, auch angesichts der drohenden Gefahr, seine weiteren Musikprojekte könnten scheitern. Die Klagen des Patienten waren von regelmäßigen tiefen Seufzern begleitet, die fast wie kurze Atemstillstände wirkten, jedenfalls eine tiefe körperliche Verankerung vermuten ließen.

In den Folgesitzungen berichtete er davon, dass „viel passiert" sei, er habe der Ehefrau die Nachricht geschickt, mit ihr reden zu wollen, „aber nur zu dritt". Bei einem vorangegangenen Paartherapietermin habe die Ehefrau ihn eine halbe Stunde lang beschimpft – eine halbstündige Entladung, die aber dazu geführt hätte, dass beide nun wieder miteinander reden würden. Und er habe sogar „ein tolles Gespräch" mit dem Sohn führen können. Vielleicht sei das Hauptproblem des Patienten, dass er schnell zu laut und zu aufbrausend werde und damit alle vor den Kopf stoße. Das Problem seiner inneren Leere bestünde aber immer noch. Über die Empfehlung, einen „Nachruf auf sich selbst" zu schreiben, habe er gemerkt, dass er als Jüngster von fünf Geschwistern sich nie wirklich zugehörig zu Familie gefühlt hätte. Beruflich habe er Verschiedenes ausprobiert, bis er schließlich in der Musikbranche gelandet sei, wo er sehr engagiert sei – bis heute, auch nach seiner Berentung. Er habe eine gescheiterte Ehe und mehrere zerbrochene Beziehungen hinter sich, der Sohn habe nur über eine künstliche Befruchtung zustande kommen können. Existenzielle Ängste und Unsicherheiten hätten ihn im Leben ständig begleitet, auch die Angst vor eigener Mittelmäßigkeit, weshalb er bei seinen Projekten immer viel Bestätigung gebraucht habe. Die Ehefrau wolle nicht mehr angeschrien werden und auch von seinen Musikarrangements nichts mehr hören. Die eigene Mutter sei ständig beleidigt gewesen, vor allem, weil der Vater eine Geliebte gehabt hätte – dies habe wohl starke Auswirkungen auch auf den Patienten gehabt. Die deutlich älteren Schwestern hätten wohl viele Mutterfunktionen übernommen, sich um ihn gekümmert und ihn z.B. ins Bett gebracht. Zu Hause habe es permanent Kontaktabbrüche gegeben, vor allem vom Vater und älteren Bruder sei er „viel verblödelt" worden. Es habe weder Lob noch Anerkennung oder auch nur Interesse für ihn gegeben. Mit dem 14. Lebensjahr habe er angefangen, Musik zu machen und sei in der Gemeinde und in der Mittelschule schnell zum Star geworden – der eigene Vater habe ihn nie auf der Bühne gesehen, die Mutter gelegentlich. Er habe Musik- und Theatergruppen gegründet – dies sei seine Welt geworden –, aber den Schmerz und die Enttäuschung über die fehlende Anerkennung durch den Vater spüre er bis heute. Zu Hause habe viel Rivalität geherrscht, Vater und Bruder seien ihm immer ironisch begegnet – und wieder kamen jetzt in den Sitzungen die sehr tiefen Seufzer.

In der dritten Sitzung berichtete er von den entlastenden Gesprächen mit einem guten Freund in Berlin, außerdem sei ihm klar geworden, dass die „Beschimpfungsentladungen" seiner Ehefrau sich wohl hauptsächlich auf sein schnelles Lautwerden und Schreien in Auseinandersetzungen beziehen würden – in der eigenen Ursprungsfamilie sei viel geschrien worden, aber letztlich erlebe er das eigene Schreien immer auch als einen Kontrollverlust. Peinlicherweise sei ihm dies erst kürzlich auch mit dem eigenen Sohn beim Abendessen passiert – wieder kam ein sehr tiefer Seufzer. Darauf aufmerksam gemacht, meinte er, obwohl er über so viele Jahre therapeutische Unterstützung in Anspruch genommen habe, habe ihn hierauf noch nie jemand aufmerksam gemacht. Vielleicht kämen diese Seufzer immer dann, wenn ihn etwas sehr tief berühre.

Von Anfang an hatte ich dem Patienten von den Möglichkeiten des Brainspottings berichtet. Nun machte ich ihm den Vorschlag, die Situation des Anschreiens des eigenen Sohnes beim Abendessen zu fokussieren. Angesichts seiner Not und Verzweiflung erklärte sich der Patient schnell einverstanden und berichtete, dass der knapp 18-jährige Sohn beim Abendessen während des Essens unter Missachtung der sonst üblichen Vereinbarungen das Telefon abgenommen und den Hörer an den Vater weitergereicht habe – die Schwester hätte ihn sprechen wollen und ihn dann „zugelabert". Er, der Vater, habe darüber totale Wut gegenüber dem Sohn entwickelt, weil dies sonst beim Essen bei ihnen zuhause nicht üblich sei. Er beschrieb das Verhalten des Sohnes mit großer Empörung und deutlich anwachsender körperlicher Aktivierung, und kaum war ein Brainspot gefunden, tauchte sofort ein massiver Trauerschmerz mit einem SUD von 10 Punkten auf – er beklagte unter tiefen Seufzern, Tränen und mit großer Verzweiflung, dass dies ein völlig verächtlicher Umgang des Sohnes gegenüber dem Vater sei – als wäre „der Vater ein Fremder", wo der Vater doch für ihn an diesem Abend gekocht habe. Außerdem habe er als Vater große Angst, dass der Sohn das Haus sowieso bald verlassen werde – dieser sei aber doch das Wichtigste für ihn.

Angesichts der starken Aktivierung wurde ihm zusätzlich ein Ressourcenspot angeboten: Dabei „sah" der Patient Bilder von sich als halbjährigem kleinen Jungen allein in einem Schuppen im Kinderbettchen liegend mit der „wahnsinniger Angst" von einem großen Staubsauger eingesaugt zu werden. Des Weiteren tauchte ein Bild vom Badezimmer im Elternhaus auf, wo durch den Wind angesichts eines geöffneten Fensters eine Badeessenz des Vaters zerbrochen war. Der Vater habe den Sohn beschuldigt und deswegen verprügelt – was offensichtlich häufiger vorkam. Diese Prügelattacken des Vaters hätten sichtbare Spuren im Gesicht und am Rücken hinterlassen. Der Patient zeigte in dieser Sitzung heftigste Abreaktionen. Die anfänglich hohe SUD-Belastung ging erst allmählich auf einen SUD-Wert von 3 Punkten zurück, im Bauchbereich zeigten sich starke Schamgefühle mit einem Aktivierungswert von anfangs 6 SUD-Punkten.

Nachdem Verzweiflung, Wut, Trauer und Scham allmählich abgeebbt waren, erinnerte sich der Patient an eine Situation, wo die Mutter ihn am Studienort besucht hatte, um dem Sohn ihr Leid zu klagen, weil der Vater wieder fremdgegangen war. Der Patient berichtete erneut unter Tränen, dass er sich auch hier wieder einmal, wie so häufig, emotional missbraucht gefühlt habe, zumal die Mutter ihn früher weder vor der Gewalt des Vaters geschützt noch überhaupt in seiner Not und seinen Bedürfnissen wahrgenommen habe. Sofort tauchte in der Erinnerung eine weitere Situation auf, als er im 14. Lebensjahr im Kino sitzend mit dem Vordersitz gespielt hätte, sodass sich ein anderer Junge beim Durchgehen der vorderen Reihe leicht daran gestoßen hätte. Die Eltern des Jungen hätten eine Schadenersatzklage eingereicht, die eigenen Eltern hätten diese sofort als berechtigt akzeptiert. Er erinnere sich noch gut, wie ihm beim Nachhausekommen von der Schule die Mutter das Rechtsanwaltsschreiben mit großem Entsetzen gezeigt habe. Er habe auf Veranlassung der Eltern dementsprechend für drei Wochen mit jeweils acht Stunden täglich in einer Glasfabrik arbeiten müssen, um mindestens 1000.- DM zu verdienen und die Forderung zu begleichen. Der Vater habe dies mit den Worten kommentiert: „Damit du weißt, was Geld bedeutet".

Spontan zeigte sich anschließend zusammen mit einem tiefen Seufzer, bei dem der Patient kaum Luft zu bekommen schien, ein Gazespot. Darauf aufmerksam gemacht, berichtete er von einer Situation, in der der Vater ihn etwa im 30. Lebensjahr besucht hatte und ihm das Knie „getätschelt" habe – „es sei doch in seiner Geschichte alles gut gewesen" – wo doch für den Patienten Kindheit und Jugend überwiegend eine Katastrophe gewesen seien. Erneut meldeten sich heftige Schamgefühle mit einem SUD-Wert von 6 bis 7 Punkten, mit Aktivierungen vor allem im Bauchbereich. Dabei habe er sich nach der Kinogeschichte und der „Verurteilung", in der Fabrik zu arbeiten, damals wegen der Nachbarn nicht mehr aus dem Haus getraut. Erneut zeigten sich heftige Verzweiflungsgefühle, erst allmählich stellte sich Ruhe im Körper und nur noch geringfügige Aktivierung ein. Der Patient zeigte sich gegen Ende der Sitzung – wie so häufig – sehr erschöpft, aber offensichtlich auch erleichtert.

Die geplante Folgesitzung musste entfallen – der Patient rief sehr aufgeregt an, um mitzuteilen, dass er „zusammengefahren" worden sei. Während er mit seinem Roller an einer roten Ampel wartend gestanden hätte, sei eine Autofahrerin von hinten auf ihn aufgefahren, er habe Schmerzen am Fuß und müsse ins Krankenhaus – er wolle sich wieder melden – aber – „ich habe alles falsch gemacht" bzgl. Versicherung, Polizei, Zeugen, er habe keinen Krankenwagen gerufen, sondern sich vom Sohn ins Krankenhaus fahren lassen etc. Gleichzeitig sagte er, dass er sich auf diese nächste Sitzung so gefreut habe, weil die letzte so hilfreich gewesen sei – ich war erstaunt, denn das Ausmaß seiner Verzweiflung und Trauer war sehr massiv gewesen.

Er berichtete in der Folgesitzung, dass er sich seit dem Unfall an keine Träume mehr erinnern könne, vielleicht stecke er noch im Schock, aber die Ehefrau würde wieder mit ihm reden – sie hätte ihn sogar mal umarmt, aber gesagt, es sei viel zerbrochen. Er berichtete dann doch von einem Traumbruchstück, das sich auf den Unfall bezog und von einem Personenkreis, zu dem er sich nicht zugehörig gefühlt hätte und „nicht reingekommen" sei. Vielleicht sei sein Kernthema das Gesehen- und Wahrgenommenwerden und das Bedürfnis nach Bestätigungen für sein Handeln. Noch immer spüre er eine große innere Leere und seine große Bedürftigkeit – wieder begleitet von einem großen Seufzer. Auf die Ehefrau sei er neidisch, denn sie habe so viele Freundinnen. Er habe viele Menschen vor den Kopf gestoßen und viele Beziehungen zerstört. Auch habe er immer den Eindruck gehabt, viel gegeben und zu wenig zurückbekommen zu haben. Vielleicht sei er halt doch „ein schwieriger Mensch", „ein Sensibelchen" – oft habe er auch das Eigentliche nicht gesagt und sich auf viele „Halbsituationen" eingelassen statt Wahrheiten auszusprechen. Auch am Arbeitsplatz habe er immer den Eindruck gehabt, die anderen seien bedeutsamer als er gewesen. Er könne sich nur an eine einzige Situation erinnern, in der der Vater ihn als Schutz gegen den ängstigenden Nikolaus auf den Schoß genommen hätte. Wenn er mit dem Vater auf dem Lkw mitgefahren sei, habe der Vater ihn immer als „Beischläfer" bezeichnet – alle hätten gelacht, er aber habe nicht gewusst warum.

Angesichts der reduzierten Traumerinnerungen und eines möglichen Unfallschocks wurde dem Patienten vorgeschlagen, die Unfallsituation nochmals mit Brainspotting zu fokussieren. Erneut kam ein tiefer Seufzer, dann beschrieb er den unerklärlichen Schlag von hinten mit anfangs 7 bis 8 SUD-Punkten, dann einem plötzlichen Anstieg auf zehn Punkte und Todesangst: „Die will mich umbringen" und heftigem Tränenausbruch und der Angst, den eigenen Sohn zu verlieren, der gerade 18 Jahre alt geworden war und bald ausziehen wolle. Über eine längere Zeit zeigten sich heftige Abreaktionen von erneut großer Verzweiflung, Angst und Trauer, die erst allmählich abebbten.

In der Folgesitzung berichtete er, er fühle sich besser, Vieles sei aufgebrochen, er wolle hier in der Therapie weiterarbeiten, aber er fühle sich insgesamt ruhiger. Seine Frau wolle nicht mehr so einen bedürftigen Menschen haben, sie wolle auch keine seiner Sendungen von ihm mehr hören. Er biedere sich an, das sei erbärmlich, das habe er nicht nötig. Dies habe ihn „wahnsinnig traurig" gemacht, sie wisse zwar, dass der Vater ihn nie anerkannt und wahrgenommen habe, wisse aber nicht, wie dieser ihn, den Patienten, „zugerichtet" habe. Aber sie wolle nicht mehr „die Mama" für ihn sein. Wenig später berichtete er einen Traum, in dem er in einem schönen Gebäude Schwierigkeiten hatte, nach oben auf eine schöne Terrasse zu gehen, weil die eigene Mutter gestorben sei, auch der Sohn sehe ihn ganz traurig an. Hierzu berichtete der Patient, dass er in der Realität in der eigenen Doppelhaushälfte mit freier Innentreppe bislang immer im Keller allein arbeiten und schlafen würde – gegen einen Umbau mit einer Glaswand, wo er dann auch „oben" schlafen und arbeiten könne, habe er sich bislang immer gesträubt. Auch von der Mutter – so erinnerte er sich jetzt – habe er immer zu wenig Anerkennung bekommen. Sie habe immer beteuert: „Ich mag alle gleich", tatsächlich habe sich aber der neun Jahre ältere Bruder immer alles leisten können – inzwischen sei er aber schon tot – er habe sich zu Tode gesoffen.

An dieser Stelle des therapeutischen Prozesses wurde dem Patienten angesichts seines schwierigen Lebensweges vorgeschlagen, mal eine Liste aller positiven Live-Events anzufertigen, aller Situationen, auf die er rückblickend mit Stolz und Zufriedenheit blicken könne, um wenigstens kognitiv eine etwas andere Sicht auf seine eigene Person und seinen Lebensweg zu ermöglichen. Außerdem wurde versucht, ihm verständlich zu machen, dass eine innere Trennung des bedürftigen Kindes von damals vom erfolgreichen Erwachsenen der Gegenwart für ihn hilfreich sein könnte. Zusätzlich wurde ihm die sogenannte „Wunderfrage" von Steve de Shazer angeboten, wo als wichtigste Zukunftsvision und als „erster Schritt" der Wunsch deutlich wurde, nicht mehr laut werden zu müssen. In der Folge berichtete er, ruhiger geworden zu sein und den „ersten Schritt" befolgt zu haben. Aber er habe immer noch mit den „blöden Ängsten“ zu tun, könne nicht warten und müsse immer alles sofort tun – das sei wohl „mein Spleen“. Vielleicht hätten die Ängste auch mit seinem Pessimismus zu tun. Anhand konkreter Hinweise auf seine Live-Event-Liste konnte er allmählich verstehen, wie schwierig er sich seine Erfolge erkämpft habe und um wieviel wertvoller sie dementsprechend für ihn eigentlich sein müssten – ihm sei kein Erfolg „nachgeschmissen“ worden, alles habe er sich erkämpfen müssen. Plötzlich berichtete er, dass er nun seit dem Unfall wieder „wie ein Wahnsinniger“ träumen würde. Nach der Wunderfrage seien im Traum alte Freunde wiederaufgetaucht, vielleicht müsse er wieder Kontakt aufnehmen. Gleichzeitig meinte er, aufpassen zu müssen, nicht wieder in alte Muster zu fallen, die Erfolgsliste habe er nochmals überarbeitet, dabei sei er überraschenderweise auch auf die positive Kognition „Ich bin ein Glückspilz“ gestoßen: Hierzu seien ihm viele Situationen eingefallen, wo er tatsächlich durch Glück oder Zufall beruflichen Erfolg gehabt habe.

In den Folgesitzungen berichtete er wieder mehr Träume, die überwiegend seine aktuelle Lebenssituation widerspiegelten und ihm Anstöße ermöglichten, nicht nur im übertragenen Sinne „aus dem Keller“ ans Licht zu gehen. Aber auch von Situationen peinlichen Versagens, was überwiegend mit Gazespots und Magenschmerzen, Luftnot und den schon mehrfach erwähnten tiefen Seufzern gut bearbeitet werden konnte. Erneut zeigten sich Gefühle von Scham, Peinlichkeit und Trauer. Schließlich wurde ihm auch die Unerträglichkeit des Wartens spürbar bewusst – immer hatte er als Kind auf die vielbeschäftigte und arbeitende Mutter unerträglich lange warten müssen – ein Gefühl der Leere im Brustbereich meldete sich, ebenso auch ein „innerer Kritiker“ mit schlechtem Gewissen, wenn er nichts zu tun habe. Ein Traum griff nochmals den gescheiterten Urlaub mit Frau und Sohn auf und zeigte neue Perspektiven. Und schließlich konnten auch sexuelle Schwierigkeiten angesichts verbliebener Bilder im Kopf von der offensichtlich sehr blutigen Geburt des eigenen Sohnes mit Brainspotting von einem anfänglichen Aktivierungswert von acht SUD-Punkten deutlich reduziert werden. Angesichts einer Vielzahl weiterer Träume und immer wieder aufflammender existenzieller Ängste konnte schließlich auch noch die „Bestrafungsaktion“ durch die Eltern mit Brainspotting bearbeitet werden, wo der Patient als 14-jähriger sich im Kino angeblich am Sohn einer anderen Familie schuldig gemacht hatte. Es tauchten Bilder mit der Überzeugung auf „Ich habe alles zerstört" mit heftigen Körperreaktionen im Halsbereich und der Speiseröhre („Ich kann nichts mehr essen") sowie Luftnot und heftigen Druckgefühlen im Brustbein bei einem Aktivierungswert von sechs bis acht Punkten. Dabei stellte das „schlimmste Bild" die Situation mit der Mutter dar, in der sie mit dem Rechtsanwaltsschreiben auf ihn zukommt und er zur Überzeugung kommt „durch mich geht alles drauf" (kaputt). Erst nach Refokussierung und dem Erleben von „Herzschmerz" ging die Aktivierung gegen Null. Gleichzeitig berichtete der Patient in der Rückschau, dass diese Erfahrung zusammen mit den wiederholten Schlägen des Vaters die „Bruchlinie" für ihn gewesen sei, sich anfangs innerlich und schließlich auch räumlich aus dieser Familie zu distanzieren und zu absentieren. Nur eine der Schwestern habe die durch die Schläge des Vaters verpassten Striemen an Bauch und Oberkörper gesehen und auch angesprochen.

Zunehmend mehr beschäftigte ihn die Frage, ob ihm jetzt, an seinem Lebensabend, ein besseres Leben zustünde, ob er sich etwa Positives leisten dürfe, ob ihm Selbstbewusstsein und selbstbestimmte Entscheidungen zustünden. Auch den „inneren Kritiker" und „Miesmacher" konnte er nun besser akzeptieren und verstehen, dass dieser ihn letztendlich immer vor weiteren Beschämungserfahrungen zu beschützen versucht hatte. Hierzu berichtete er nochmals von sehr vielen einschneidenden Erfahrungen sowie angesichts einer sehr niederdrückenden Lebenssituation, von einem mehr oder weniger selbst verschuldeten lebensgefährlichen Verkehrsunfall, den er nur um Haaresbreite überlebt habe. Dieser wiederum konnte mit einem Gazespot bearbeitet werden, der Aktivierungsgrad lag anfangs bei acht SUD-Punkten, die heftigen körperlichen Abreaktionen ließen erst allmählich nach. Wieder sei ihm bewusst geworden, welch lebenslange Kämpfe er durchzustehen gehabt hatte – Traurigkeit meldete sich ebenso, allerdings eher im Sinne einer „Wehmut" – als „altes Weh" und „neuer Mut", dass eben noch keineswegs alles verloren sei – im Gegenteil. Den anstehenden Geburtstag habe er sehr viel besser erleben können, er habe sich sogar feiern lassen können und mal wieder „richtig gefreut" – es sei ihm „richtig gut gegangen".

In einer abschließenden Bilanzierung dieser therapeutischen Erfahrung gab er an, dass er viel ruhiger geworden sei, nicht mehr brüllen müsse, obwohl er von Hause aus ein lauter Mensch sei. Er fühle sich existenziell nicht mehr unter

Druck und könne es sich sogar gönnen, mal nichts zu tun. Die Beziehung zu seiner Ehefrau habe sich verändert, sie würden jetzt anders miteinander kommunizieren, und die Beziehung zu seinem Sohn habe sich sogar sehr positiv verändert. Das lange Warten auf die neuen Möbel angesichts seines Umzugs raus aus dem Keller könne er auch viel besser aushalten. Vor allem erstaune ihn, dass er in den vielen Jahren verschiedenster Therapieerfahrungen zwar über sehr Vieles des jetzt Erlebten habe sprechen können, dass er aber niemals diese emotionale und affektive Betroffenheit und Verzweiflung in dieser Unmittelbarkeit und Tiefe habe spüren können und sich angesichts dessen nun deutlich entlasteter fühlen würde. Dafür sei er sehr dankbar.

Dem Patienten wurde dieser Text zur Korrektur und Freigabe vorgelegt, er kommentierte ihn wie folgt:

Protokoll der letzten Sitzung:
Die letzte Sitzung. Wie immer geht es um meine momentane Befindlichkeit. Ich kann es nie so genau sagen. Mir geht es eigentlich nicht schlecht. Was heißt „eigentlich"? Ich weiß es nicht. Ich beginne erneut mit der Bilanz. Was hat sich seit Beginn der Therapie vor einem halben Jahr verändert?

- Ich bin definitiv ruhiger geworden
- Ich bin nicht mehr so laut, wobei ich generell ein lauter Mensch bin
- Meine Frau und ich streiten nicht mehr so viel
- Ich bin nicht mehr so unter Druck
- Ich mache mir nicht mehr so starke existenzielle Sorgen
- Ich freue mich auf den neuen Lebensabschnitt, der mit meinem neuen Raum verbunden ist. Es geht nicht um den Rückzug in den letzten Lebensabschnitt, sondern um etwas Neues. Gerade was das Akquirieren für neue Projekte betrifft: Ich habe schon seit Jahren nicht mehr so am Aufbau eines neuen Programms gearbeitet.
- Das Verhältnis zu meinem Sohn hat sich sehr stark verbessert.

Ich erwähne, dass es mir natürlich große Sorgen bereitet, dass er keine Ausbildung machen will. Ein Freund machte mir ein schlechtes Gewissen: Ich hätte zu wenig Druck gemacht. Aber ich kann keinen Druck machen. Mein Sohn ist jetzt volljährig. Er muss selbst wissen, was er will. Und im Übrigen ist er total pflegeleicht, in keiner Weise problematisch, ein ganz lieber Kerl. Ich kann ihn auch wieder in den Arm nehmen.

Vor Kurzem sagte meine Frau in einem Gespräch mit einer Freundin, dass es nicht gehe, im Urlaub zu dritt in einem Zimmer zu übernachten. Das hat mich sehr erstaunt, war es doch meines Erachtens auf dieser Insel auch ein Grund für unseren Konflikt, unsere brutale Auseinandersetzung. Das hat sie erst jetzt so gesehen.

Wir sprechen über meinen neuen Raum, auf den ich mich schon sehr freue und von dem ich immer wie ein Kind, das etwas bekommt, gesprochen habe.

Was sind meine Aufgaben nach der Therapie? Wie soll es da weitergehen?

- Ich sollte immer wieder einmal die Therapie-Protokolle durchlesen und durchgehen.
- Ich sollte weiterhin meditieren
- Ich sollte immer wieder einmal meinen Nachruf lesen: „So habe ich gelebt", eventuell muss ich ihn aktualisieren, der jeweiligen Situation anpassen.
- Ich muss mich meiner positiven Situation vergewissern. Ich habe sehr viel erreicht in meinem Leben. Ich muss mir das immer wieder einmal vor Augen führen.

10. „Performance issues": Leistungsblockaden bei öffentlichen Auftritten von Schauspielern, Musikern und Sportlern

Herr P.:

Der knapp 50-jährige Patient *Herr P.* kam, um über seine beruflichen Misserfolge zu sprechen, dass er seine Ausbildung zum Priester habe abbrechen müssen, weil er den damit verbundenen Stress nicht habe aushalten können. Der eigene Vater sei methodistischer Prediger gewesen, habe ihn aber trotz seiner religiösen Orientierung regelmäßig „fertig gemacht" und auch misshandelt. Der Patient habe ihm nie etwas recht machen können. Der Patient habe die Konfession gewechselt, aber trotzdem den Stress im Priesterseminar und mit all den Autoritätspersonen nicht aushalten können und abbrechen müssen. Ursprünglich habe er gehofft, hierüber zu einer gesicherten Existenz zu kommen, inzwischen schlage er sich nun mit verschiedenen Jobs durch's Leben. Auch habe er bereits einige Therapieerfahrungen hinter sich. Von Brainspotting habe er sehr viel Gutes gehört, weshalb dies seine letzte Hoffnung sei, mit sich und seinem Leben vielleicht doch noch ins Reine zu kommen. Dass ich ihm in der zweiten Sitzung immer noch keine Brainspotting-Konfrontation angeboten hätte, enttäusche ihn, aber vielleicht sei es auch gut, jetzt erst mal den geplanten Urlaub anzutreten.

Halbwegs gut erholt berichtete er mit großem Respekt von dem bevorstehenden Kurs, der ihm in seinem Kirchenbereich angeboten worden war, den er nun halten müsse, und der Angst davor, auch hier wieder zu versagen. Ich schlug ihm aus diesem Grunde vor, mir genau zu schildern, wie er als Kursleiter diesen Kurs angehen würde, wo dieser ablaufen würde, wie er hinkommen würde und welches für ihn die schwierigste Situation sein würde. Er schilderte, wie nach der Begrüßung alle Teilnehmer erwartungsvoll auf ihn blicken würden und er jetzt etwas „liefern" müsse. Ich fragte ihn nach den jetzt spürbaren Körperreaktionen und er schilderte erhebliche Belastungen im Magen-, Brust- und Halsbereich mit einem SUD-Score von 7 bis 8 Punkten. Ich scannte hierzu sein Blickfeld, die Belastungen stiegen auf der linken Seite (aus seinem Blickwinkel) erheblich an, um auf der rechten deutlich abzufallen. Relativ schnell drängte sich der Verdacht auf, dass auf der linken Seite jüngere Anteile beteiligt sein könnten und auf der rechten Seite eher der Erwachsene von heute aktiv sein könnte. Ich fragte ihn, ob wir es auf der linken Seite mit dem „kleinen Robert" zu tun haben könnten und auf der rechten Seite mit dem Erwachsenen von heute. Ich ermittelte hierzu mithilfe von zwei Pointern zwei Aktivierungsspots, von denen der des „Erwachsenen" deutlich niedriger lag. Er beschrieb hierzu einen gewissen Respekt vor dieser Herausforderung, dass er aber glaube, diese gut bewältigen zu können. Auf der linken Seite beschrieb er eine völlige Unfähigkeit, benannte Gefühle von Überforderung, Desorientierung im Kopf, Kopfschmerzen und schwer aushaltbare Körperreaktionen. Ich bat ihn im eigenen Tempo zwischen den beiden Brainspots zu wechseln, um zu sehen, was passiert. Außerdem fragte ich ihn, wie alt der jüngere Anteil sei und ob er glaube, dass dieser bei seiner Präsentation dabei sein müsse. Er gab das Alter mit sechs Jahren an und begann sich – selbst überrascht – zu wundern und zu fragen, warum der Sechsjährige dabei sein sollte. Ich fragte ihn, was dieser gern machen würde und er antwortete mir, dieser spiele gerne Fußball, treffe sich gerne mit seinem Freund und führe auch gerne den Hund aus. Nach und nach wurde dem Patienten klar, dass der Sechsjährige bei seiner Präsentation gar nichts zu suchen habe und nicht dabei zu sein brauche, sondern machen könne, was ihm Spaß machen würde. Dies solle er mit ihm in den nächsten Tagen in einem inneren Dialog besprechen, notfalls ihn auch mitnehmen, ihm aber dann etwas zum Spielen zur Verfügung stellen. Der SUD-Score ging deutlich zurück, der Patient verließ sehr erstaunt die Praxis.

Als Rückmeldung berichtete der Patient, der Kurs sei gut angelaufen, es sei dann „gar nicht schlimm" gewesen und bis jetzt „eher nett". Auch habe er zu seiner eigenen Überraschung seinen sechzigsten Geburtstag „schön feiern" können, die geplante Reise sei interessant, aber anstrengend gewesen.

Frau Q.:

Bei einem meiner öffentlichen Infoabende „Was eigentlich ist Brainspotting"? berichtete ich über die Entdeckung David Grands von Brainspotting bei der therapeutischen Arbeit mit Karen, der 16-jährigen Eiskunstläuferin. Ich bemerkte dabei, dass eine Teilnehmerin hierauf deutlich mit Trauer und Tränen reagierte. Bei der Frage, wer sich vorstellen könnte, sich für eine öffentliche Live-Demonstration zur Verfügung zu stellen, meldete sich diese Teilnehmerin, *Frau Q.*, sofort und berichtete, dass sie mit zweiundzwanzig Jahren ihre Sportlerkarriere als Volleyballerin habe aufgeben müssen. Eigentlich habe sie Profisportlerin werden wollen, habe aber zunehmend mehr Schwierigkeiten bekommen, z. B. habe sie bei öffentlichen Wettkämpfen vor den vielen Zuschauern kaum mehr ohne Stress die Sporthalle durchqueren können, regelrechte Ängste entwickelt, über ihre eigenen Füße zu stolpern, geschweige denn sich zugetraut, einen Ball richtig zu fangen oder richtig abzuschlagen. In dieser Zeit habe sie auch Sehstörungen entwickelt – auch wenn der Augenarzt nichts gefunden hätte – aber anfliegende Bälle habe sie gar nicht mehr richtig einschätzen können. Ähnlichen Stress habe sie in der letzten Zeit angesichts einer begonnen berufsbegleitenden Musikausbildung erlebt, wo sie vor den anderen Kandidatinnen alleine habe vorspielen und vor allem alleine habe vorsingen müssen. Verstärkt worden sei dies noch durch eine unfreundliche und zurechtweisende Bemerkung der Musikdozentin, so dass sie bestenfalls zwanzig Prozent ihrer ansonsten vorhandenen musikalischen Fähigkeiten und ihres Begabungspotentials habe einsetzen können. Mittlerweile seien ihr große Selbstzweifel gekommen, aber sie glaube da „durch zu müssen". Die aktuelle Erfahrung in der Musikgruppe schilderte die etwa vierzigjährige Frau und alleinerziehende Mutter als gegenwärtig am stärksten belastend. Als Körperreaktionen berichtete sie von intensiven Reaktionen, vor allem im Mittelbereich ihres Körpers, vom oberen Brustbereich bis hinunter zum Schambein.

Das Auffinden eines Brainspots, eher in der Peripherie ihres Blickfeldes, steigerte die Intensität auf einen SUD-Score von 8 bis 9 Punkten. Sie sprach schließlich von stechenden Schmerzen, fast wie nach Messerstichen und einem Kloß im Hals. Angesichts der hohen Aktivierung wurde ihr alternativ eine Körperressource angeboten, die sie aber vorläufig nicht wahrnehmen wollte. Während des nun intensiven Prozessierens tauchten Bilder und Erinnerungen an die Zeit auf, als sie sieben oder acht Jahre alt gewesen sei und vor allem an einen Lehrer im ländlichen Voralpenland, der die Mutter gehasst hätte und der die Klientin vor der Schulklasse an den Ohren gezogen und vor der Klasse wiederholt bloßgestellt hätte. Von der Mutter habe sie keinen wirklichen Rückhalt bekommen, diese sei selbst sehr leistungsorientiert gewesen und habe die Klientin als Kind immer wieder angehalten, sich „nicht so anzustellen" und versucht sie „auf Leistung zu trimmen". Lediglich von der gütigen Oma sei etwas Trost und Unterstützung gekommen, die sei aber bald gestorben, was für die Klientin ein großer Verlust gewesen sei.

Das intensive Prozessieren mit immer neuen Bildern und Erinnerungen und dem grenzwertigen hohen SUD-Score von 8 bis 9 Punkten zog sich relativ lange hin, so dass die Klientin bereits Bedenken äußerte, ob sie nicht die Geduld der anderen Teilnehmerinnen zu sehr beanspruchen würde. Daraufhin wurde ihr zur Entlastung erneut die Weiterarbeit über eine Körperressource angeboten, was sie nun dankbar annahm. Sie fand die beste Entspannung und Erdung in den Füßen und Unterschenkeln und berichtete nach einiger Zeit des Wartens, dass von dort nun ein zunehmend stabileres und angenehm energetisches Körperempfinden auch in die Oberschenkel hochwandere und kurz davor sei, auch die Beckenregion zu erreichen. Auf die Frage, ob sie es dabei belassen wolle oder im Sinne des Zitrone-Ausquetschens nochmals die Situationen des Versagens in ihrer Sportkarriere oder bei der Musikausbildung und mit dem Lehrer von damals fokussieren wolle, meinte sie, die Körperreaktionen mit dem Schmerz in der Mitte ihres Körpers und mit dem Kloß im Hals würden nur noch wenig „anspringen", bei vielleicht einem SUD-Score von 3 bis 4 Punkten, aber sie fühle sich sehr erleichtert und dankbar und man könne nun zu Ende kommen. Die Klientin berichtete, erschöpft, aber vor allem sehr erleichtert und sehr dankbar für die Unterstützung zu sein.

Frau R.:

Die knapp 50-jährige Patientin *Frau R.* meldete sich nach einem Klinikaufenthalt, wo es im Wesentlichen um ihre Demütigungs- und Gewalterfahrungen mit einer bis heute dominanten und sadistisch bestrafenden Mutter gegangen sei. Diese habe versucht, jeglichen Widerstand des kleinen Mädchens zu brechen, wenn die Patientin als Kind „aufgemuckt" hätte, habe sie alles „zehnfach" zurückbekommen und sei mit dem Teppichklopfer verprügelt worden. Diesen habe sie selbst holen müssen, der Vater habe ihr nie geholfen, denn er stünde auch heute noch „unter dem Pantoffel" der Mutter. Die Patientin berichtete, lange als Profi-Musikerin in einem Orchester gearbeitet zu haben, habe aber zunehmend Leistungsblockaden entwickelt, weshalb sie zeitberentet sei und jetzt öffentlich nur noch in kirchlichen Einrichtungen auftrete, wo sie auf die Vorgaben und Einsätze der jeweiligen Leiter angewiesen sei. Die zu leistenden Arbeitsinhalte würden ihr oft zu spät mitgeteilt, so dass sie sich nicht gut vorbereiten könne. Auseinandersetzungen mit diesen Leitern seien frustrierend und meistens fruchtlos. Immer wieder berichtete sie von ihren Versagensängsten vor Publikum, verbunden mit großem Stress, großer Anspannung und anwachsenden Selbstzweifeln: „Mache ich alles richtig"? „Habe ich etwas übersehen"? „Ich bin nicht gut genug, ich habe schon wieder versagt"! „Wann merken die Zuhörer, dass ich einen Einsatz verpasst oder etwas falsch gespielt habe"?

Aufgrund der guten Erfahrungen, die sie inzwischen mit Brainspotting – auch in der Klinik – gemacht hatte, schlug ich ihr vor, genau eine dieser Situationen, die mit entsprechenden Auftrittsängsten verbunden waren, mit Brainspotting zu fokussieren, zumal sie davon sprach, sich immer wie in einer Prüfungssituation zu fühlen. Erst kürzlich habe sie sogar – entgegen der tatsächlichen Realität – geträumt, durch die Abiturprüfung gefallen zu sein. Sie habe einfach nichts gewusst und versagt.

Bei der Frage, wo im Körper sie den Stress der berichteten Auftritte spüre, beschrieb sie bei einem SUD-Score von 6 Punkten Engegefühle in der Kehle und im Oberkörper sowie starke Nackenverspannungen und begann intensiv zu gähnen. Nach Auffinden des Brainspots stieg der SUD-Score nochmals leicht an, sie schloss die Augen und berichtete, den Teppichklopfer, mit dem sie als Kind immer verprügelt worden war, zu sehen. Seltsamerweise sei dieser wie mit ihrem Rücken bzw. der Wirbelsäule verwachsen, nur die Schlagfläche schaue oben heraus. Dementsprechend fühle sie sich ganz starr, alles sei ganz eng, die Luft zum Atmen fehle. Sie fühle sich wie gefangen oder doch nicht gefangen – aber immerhin stark eingeschränkt vor allem beim Versuch, den Kopf zu drehen. Sie sehe jetzt auch, angesichts einer zunehmenden Verhärtung im Bauchbereich, dort einen Tresor und eine Hand mit einem Schlüssel. Vielleicht seien dort sie selbst, ihre Seele und ihre Verletzungen deponiert, vielleicht sei es besser, diesen zu öffnen. Das Innere sei in einer „Komfortzone". Das Öffnen und Schließen sei ähnlich schwergängig wie eine Lattentüre an einem ihrer Arbeitsplätze. Sie beschrieb im weiteren Verarbeitungsprozess, dass sie das Gefühl hätte, ihr Körper werde sehr viel größer, werde sehr warm bis heiß – vielleicht wachse er. Sie komme zunehmend mehr aus der Enge heraus, sie spüre die innere Wärme und Hitze, der Tresor sei innen nicht mehr zu spüren, es gebe jetzt eine Trennung zwischen innen und außen. Durch die Erwärmung spüre sie eine Weitung, es fühle sich jetzt fast „wolkig" und in jedem Falle weiträumiger an. Als ob sich der Körper in einem Zwischenzustand der Veränderung befinde. Angesichts des allmählichen Absinkens der Aktivierung und des SUD-Scores wurde die Patientin gebeten, die Anfangssituation mit ihrem öffentlichen Auftritt erneut zu fokussieren („squeezing the lemon") und anzugeben, ob im Körper erneut etwas „anspringen" würde. Sie zögerte mit ihrer Antwort und beschrieb, dass der Teppichklopfer nun nicht mehr mit ihr verbunden, sondern außerhalb ihrer Zone sei, er könne sie nicht mehr belangen, sie sei jetzt in einer Art Schutzzone und fühle mehr Raum und Entspannung. Vielleicht habe sie sich inzwischen eine Art Komfortzone erschaffen, wo sie die schlimmen Erinnerungen in den Stand-by-Modus versetzt habe, um irgendwie damit leben zu können. Mit einem Gefühl der Erschöpfung, aber auch Gelöstheit konnte die Sitzung beendet werden, wobei sie hinzufügte: Das Schlimmste seien nicht die Schläge mit dem Teppichklopfer gewesen, sondern dass sie diesen habe selbst holen müssen – dies sei die eigentliche Demütigung gewesen.

Auftrittsängste einer Sängerin

Sabrina Steffen

Frau S.:

Die etwa 50-jährige verwitwete Sängerin, *Frau S.* berichtete unter Tränen von ihrem seelischen Empfinden: Sie wisse nicht mehr, wo sie hingehöre. Sie habe vor vier Jahren ihren Vater, vor fünf Jahren ihre Mutter und vor acht Jahren ihren Ehemann verloren, einen bekannten Schauspieler. Ebenso habe sie einen Großteil ihrer Freunde und auch ihren Arbeitsplatz verloren. Sie erlebe eine körperliche Schwere, die es ihr manchmal unmöglich mache, morgens aufzustehen. Sie weine sehr häufig und sei nicht mehr belastbar. Sie leide unter chronischer Schlaflosigkeit, nach einem Hörsturz auch unter Tinnitus, unter Rückenschmerzen und einer immens tiefen Einsamkeit. Sie sei zwanzig Jahre kinderlos verheiratet gewesen, ihr Mann sei ihr Fels in der Brandung gewesen. Sie selbst habe ein festes Engagement an einem renommierten Theater gehabt und sei durch eine wesentlich jüngere Kollegin „ausgetauscht" worden. Diese Situation habe sie „bis zur Sprachlosigkeit erstarren lassen", wie sie erzählt. „Was will ich hier überhaupt noch? Ich habe das Gefühl, dass ich ebenfalls gestorben bin," so berichtete sie zu Anfang.

In der zunächst tiefenpsychologisch orientierten Therapie setzte sich die Klientin mit dem Verlust ihres Ehemanns und in der Folge auch ihrer Eltern auseinander. „Ich begreife erstmals, wer ich wirklich bin und distanziere mich von den

Rollen aus meinem Beruf." Darüber erlebte die Klientin eine gewisse emotionale Stabilisierung. Immerhin gelang ihr der Weg aus der Arbeitslosigkeit und sie bekam vorübergehend eine Bühnenrolle in einem Musical. Hier erlebte sie erstmals heftige Panikattacken bis hin zu einem Blackout – was sie völlig entsetzte. Angesichts der großen Anzahl emotional belastender Erfahrungen in ihrer Lebensgeschichte, der vielen Verluste der wichtigsten Bezugspersonen, der offensichtlichen Bühnenintrige und dem Schock über den Blackout auf der Bühne, schlug ich der Klientin eine Brainspottingsitzung vor, womit sie sofort einverstanden war. Bei der Fokussierung all dieser Belastungserfahrungen „meldeten" sich heftige Beklemmungsgefühle im Brustbereich, die sich steigerten, je weiter ihr Blick – dem Pointer folgend – nach links wanderte.

Sie berichtete, wie sie früher als junge Frau in Paris als Sängerin auf der Bühne gestanden habe. Sie sei höchst attraktiv, talentiert und sehr gefragt gewesen. Sie habe als Topmodel immer den Neid der anderen gespürt. Sie sei souverän, stark und erfolgreich gewesen. Sie berichtete, sich innerlich jetzt wie diese damals 18-jährige zu fühlen, gleichzeitig aber im Krieg mit ihrem aktuellen Alter zu sein. Sie habe den Applaus des Publikums als etwas Selbstverständliches genossen, aber jetzt sei da plötzlich diese abgrundtiefe Angst des Versagens. Sie verspüre eine starke Beklemmung im Brustbereich mit einem SUD-Score von mindestens zehn Punkten, vielleicht noch höher.

„Ich fühle mich ausgegrenzt. Gehöre nicht dazu, darf nicht mitspielen. Die Gage bleibt aus. Fühle mich unendlich ungeliebt". Die Klientin weinte. „Mein Mann stand immer hinter mir, gab mir Halt, egal in welcher Situation ich mich befand. Jetzt ist da NIEMAND – das ist nicht auszuhalten. Das ist ein Absturz wie von einer hohen Felswand, da ist kein Halt, kein Boden, es geht immer weiter in die Tiefe und nicht mehr zurück". Unlängst habe sie einen Traum gehabt: „Ich war in einer Art Tanzprobe und merkte, es geht mir eigentlich ganz gut, ich bin dem gewachsen. Dann plötzlich merkte ich, wie alt ich geworden bin. Mein Kleid war beschmutzt, es floss Blut aus meinem Schuh. Ich ging in mein Hotelzimmer, legte mich ins Bett und weinte bitterlich. Meine rosa Brille lag zerbrochen auf dem Boden."

Therapeutische Intervention: „Die Tänzerin von damals in Paris ist inzwischen eine erwachsene Frau geworden und hat eine Menge Erfahrungen gesammelt“.

Die Klientin sprach weiter: „Vielleicht blicke ich heute sehr verklärt auf die damalige Situation. Es gab schon auch viel Druck, Stress und vor allem viel Neid und Eifersucht. Vor kurzem starb eine Kollegin von mir – man fand sie allein in ihrer Wohnung vor – vielleicht könnte mir das auch passieren. Ich fühle mich wie gelähmt, kann nicht schreien, obwohl mir danach ist. Das Ensemble, die Bühne, sie ließen mich einfach fallen. Es war so entwürdigend. Die Männer suchten sich einfach eine Jüngere. Ich erlebe mich wie eine Salzsäule, völlig sprachlos, da war kein Kontakt mehr".

Eine weitere therapeutische Intervention während die Klientin den Pointer fokussierte: „Geben Sie dem Raum und Zeit, wo führt Sie das hin“?

Sie berichtete, dass sie dieses Ausgrenzungserleben auch schon in der Schule gehabt hätte: „Wenn ich träumte, mit meinen Gedanken woanders war, schlug die Lehrerin meinen Kopf auf die Schulbank. Sie war ähnlich unempathisch wie meine Mutter. Ich sehe jetzt einen abgestellten Säugling, der schreit. Meine Mutter war immer neidisch auf mich. Ich fühle ein großes Weh in meiner Brust – einen unendlich tiefen Schmerz. Ich hatte immer das Gefühl, dass ich störe. Ich kümmerte mich um die unbeheimateten Tiere: Katzen, Vögel, Hunde – ihnen fühlte ich mich so sehr verbunden. Immer wenn ich jemanden mag, verliere ich ihn" – die Klientin weinte und schluchzte. „Ich muss immer allein alles bewältigen. Meine Eltern machten es sich auch immer so schwer. Mein inneres Kind will einfach nur nachhause kommen. Ich mach mich klein, nur um keinen Neid abzukriegen, dann brauche ich mich nicht zu fürchten. Ich weiß nicht, wie es weitergeht".

Es folgte eine längere Pause, dann folgte ein regelrechter Wutdurchbruch: „Ich bin so entsetzlich wütend, was bilden sich die eigentlich alle ein, dass sie mit mir so umgehen können. Jetzt bin ich mal dran. Ich bin in Rage und randaliere – jetzt sind die anderen mal sprachlos – ja das gefällt mir. Puuh, mir wird richtig heiß, ich koche vor Wut". Die Klientin zog sich die Jacke aus und stampfte mit den Füßen auf und ließ einen lauten Schrei los. „Ich fühle mich gerade wie eine aus dem Käfig herausgekommene Wildkatze – das ist ja unglaublich, jetzt haben die anderen vor mir Angst. Hm, aber da bin ich auch wieder allein, aber wenigstens nicht mehr so ängstlich. Ich schaffe mir allerdings einen Raum und werde gesehen. Ist wohl eine neue Rolle, nicht mehr die Model-Rolle, in die pass ich nicht mehr rein – das fühlt sich jetzt gar nicht so schlecht an – ist ja unglaublich, was ist da passiert"?

In der nächsten Stunde berichtete sie von einem Traum: „Ich träumte von einer zusammengerollten Schlange. Sie war sehr groß, stark und sehr schön. Sie schlief.

Ich fühlte mich nach diesem Traum so stark, wie lange nicht mehr. Da schläft etwas sehr Lebendiges in mir, das aufwachen darf".

In der Zwischenzeit gastiert die Klientin wieder als Sängerin – ihre Auftrittsangst zeigt sich nur noch gelegentlich in sehr abgeschwächter Form, als leichtes Lampenfieber, was sie aber für normal halte.

Das Besondere an dieser Brainspottingsitzung dürfte gewesen sein, dass die Klientin den Raum und die Zeit hatte, aus ihrer Kindheits- und Jugendlichen-Rolle herauszuschlüpfen und all die erlittenen Demütigungs- und Ausgrenzungserfahrungen nochmals zu erleben und damit integrieren zu können. Damit schien sie auch den Verlust ihrer Jugend besser annehmen zu können, nachdem sie völlig entsetzt gewesen war, dass die Kollegen sie als „alternde Frau" wahrgenommen hatten. Die berichtete Ratlosigkeit, wie es weitergehen würde, schien eher vom „kleinen Mädchen von damals" als von der erwachsenen Frau zu kommen. Jedenfalls schien dieser „Brainspotting-Durchbruch" ihr wesentlich weitergeholfen zu haben.

11. Integration von Brainspotting in ein psychoanalytisches Setting

Ulrike Benal

Frau T.:

Im Folgenden möchte ich die Integration der Arbeit mit Brainspotting in eine über sechs Jahre andauernde psychoanalytische Behandlung beschreiben. Die Patientin, Frau T., welche ursprünglich aufgrund von auftretenden Panikattacken in die Behandlung gekommen war, und auch Schwierigkeiten in zwischenmenschlichen Beziehungen hatte, konnte im Laufe der Behandlung Zugang zu wesentlichen inneren Bereichen erlangen, so dass ein hohes Ausmaß an Integrationsarbeit möglich war.

Zum Zeitpunkt des Behandlungsbeginns war *Frau T.* 25 Jahre alt, in einem Handwerksberuf tätig – sie hatte ihre Anstellungen jedoch bereits häufig gewechselt – und sie befand sich in einer Beziehung, welche seit circa vier Monaten andauerte – die bisher längste kontinuierliche intime Beziehung.

Es fanden davor bereits drei verschiedene psychotherapeutische Behandlungsversuche statt, welche allesamt in den ersten Wochen von Seiten der Patientin abgebrochen worden waren. Die Symptomatik, welche sie in die Behandlung führte, war auf dem Boden einer offenbar schon lange andauernden und tiefgreifenden Persönlichkeitsproblematik zu verstehen, wobei ein starkes Ausmaß an emotionaler Instabilität und Impulsivität im Vordergrund stand.

Biographisch ist zu erwähnen, dass die Patientin, als sie zweieinhalb Monate alt war, von Pflegeeltern aufgenommen wurde, welche – so Frau T. – immer sehr stark mit sich selbst beschäftigt waren und wenig innere Möglichkeit hatten, sich um die Bedürfnisse eines Kindes zu kümmern. Allerdings bestand von Seiten der Patientin auch eine starke Idealisierung, vor allem der Pflegemutter gegenüber, so dass es von Beginn der Behandlung an schwierig erschien, ein kongruentes Bild von der äußeren, aber auch der inneren Welt der Patientin wahrnehmen zu können.

Vielmehr stand das aktuelle und unmittelbare Geschehen und Agieren im Vordergrund. Es war nur sehr schwer möglich, mit der Patientin ein auch nur einigermaßen stabiles psychotherapeutisches Setting zu etablieren. Sie kam zwar größtenteils in ihre zweimal wöchentlich stattfindenden Stunden, hatte aber große Schwierigkeiten, auch wieder aus den Stunden zu gehen und kontaktierte mich regelmäßig zwischen den Stunden, an Wochenenden, Feiertagen etc.. Jeweils gab es innerlich sehr dringliche Gründe, Frau T. konnte ihre starken Affekte kaum modulieren und innerlich halten. Es war äußerst schwierig, eine Sprache dafür zu finden, was offensichtlich so massiv in ihr wirksam war.

Im Zuge der ersten Behandlungsmonate und -jahre konnte durch das kontinuierliche Arbeiten im Rahmen einer – sehr stark übertragungsfokussierten – psychoanalytischen Psychotherapie, letztlich ein immer stabiler werdendes Psychotherapiesetting verankert werden, innerhalb welchem zunehmend auch an dominierenden Affektzuständen und auch an im Vordergrund stehenden Beziehungsmustern gearbeitet werden konnte. Dennoch kam es immer wieder – wenn auch in zunehmend milderem Ausmaß – zu schweren Krisensituationen. Zuletzt unmittelbar vor den unten beschriebenen Brainspottingsitzungen – bzw. war diese letzte krisenhafte Behandlungssequenz unmittelbarer Auslöser für das Gewahrwerden der Notwendigkeit, zusätzlich mit einer Traumatherapietechnik zu arbeiten.

Frau T. musste sich aufgrund einer akuten Appendizitis – welche nicht sofort erkannt wurde – einer Notoperation unterziehen. Eine besorgniserregend kritische somatische Situation, welche jedoch medizinisch betrachtet gut bewältigt werden konnte. Nach einer relativ kurzen Rekonvaleszenz ging es der Patientin auch psychisch relativ gut, erstmals jedoch traten in der Behandlung Erzählungen von stark schambesetzten Erinnerungen an die Kindergartenzeit auf, wo die Patientin offenbar beim Spielen im Hof versucht hatte, ein anderes Mädchen mit dem Hinterteil einer Sandspielschaufel vaginal zu penetrieren. Die Patientin erinnerte sich an die Reaktionen der Erwachsenen und an ihre eigenen starken Gefühle der inneren Auflösung und Irritation. Eine weitere Beschäftigung mit dieser stark affektgeladenen Erinnerung war jedoch aufgrund der enormen Schuld- und Schambesetzung sehr schwierig. Bereits früher im Rahmen der Behandlung war jedoch auch das rege Sexualleben der Pflegeeltern Thema gewesen, die Patientin hatte wiederholt darüber gesprochen, dass die Eltern ihre Sexualität „laut", „offen" und „intensiv" gelebt hatten. Sie hatte bis zu ihrem Auszug aus der elterlichen Wohnung mit 18 Jahren im Schlafzimmer der Eltern geschlafen, wobei ihr selbst nicht mehr rekonstruierbar erschien, wie dies zustande gekommen war.

Etwa ein Jahr nach dem operativen Eingriff kam es nach einer sehr heftigen Auseinandersetzung mit dem Partner zu der bereits erwähnten schwer krisenhaften Situation, welche sich zunächst als somatische Symptomatik abzeichnete. Die Patientin entwickelte massive Schmerzen im Bereich der Operationsnarbe und konsultierte wiederholt die chirurgische, gynäkologische und letztlich auch psychiatrische Notfallaufnahme der hiesigen Universitätsklinik. Es konnte kein organmedizinisches Substrat gefunden werden, aufgrund der großen Aufregung und Vehemenz der Patientin wurde letztlich wiederholt der psychiatrische Konsiliardienst hinzugezogen und als an der Klinik klar Grenzen der Behandlungsmöglichkeiten aufgezeigt wurden, wurde ich von Seiten der Patientin zwischen den Therapiestunden mehrmals täglich telefonisch kontaktiert. Meine intensiven Versuche, diese schwierige Behandlungssituation zu halten und der Patientin ein Stück weit ein offenkundiges psychisches „Substrat", jedenfalls ihre starken Affekte, wahrnehmbarer und in ihr selbst haltbarer zu machen, scheiterten zunächst.

Letztlich war durch ein Thematisieren auch der Grenzen meiner Behandlungsmöglichkeiten bei der Patientin ein Wiederhineinnehmen dieses Anteils in sie selbst möglich. Im Rahmen einer Therapiestunde konnte durch den Versuch einer Herstellung einer Verbindung einerseits ihrer derzeitigen massiven Ängste und ihres völligen „Außersichseins" mit andererseits ihren neueren Erinnerungen an die stark beschämende Kindergartenszene und an die schon vorbekannte Entgrenzung der gelebten elterlichen Sexualität, auch in der Patientin ein Stück weit eine innere Verbindung hergestellt werden, welche in Ansätzen zu einer Beruhigung der krisenhaften Situation führte.

Als ich Frau T. in weiterer Folge eine Bearbeitung zumindest der neu aufgetretenen Erinnerung an die Szene im Kindergarten mittels Brainspotting vorschlug, war sie zwar ängstlich, aber aufgeschlossen. Nach wenigen weiteren Wochen der Behandlung, wo eine starke Sexualisierung in der Pflegefamilie, zusätzlich zu Momenten der Vernachlässigung – welche im Rahmen der bisherigen Behandlung als ebenfalls evident angesehen werden konnten – deutlicher wurde, entschloss sich die Patientin dazu, diese therapeutische Möglichkeit für sich zu nutzen.

Es fanden insgesamt neun Brainspottingsitzungen statt, wobei ich jeweils – entgegen dem sonstigen 50-minütigen Therapiesetting – Doppelstunden mit der Patientin vereinbarte, um den „natürlichen" Brainspottingprozess ablaufen lassen zu können. Vor Beginn der Brainspottingsitzungen arbeitete ich mit der Patientin an der Etablierung eines sicheren Ortes mit den entsprechenden inneren Helfern, um bei den vorliegenden frühkindlichen Defiziten ausreichend Ressourcen zur Verfügung zu haben.

Die „kleine Farm" aus der entsprechenden Fernsehserie als sicherer Ort und das zugehörige Farmerehepaar als innere Helfer wurden im Zuge der vorbereitenden imaginativen therapeutischen Arbeit mit der Patientin so weit verankert, dass eine traumakonfrontative Arbeit weitgehend sicher möglich erschien.

Die erste Brainspottingsitzung

Im Rahmen der ersten Brainspottingsitzung wählte ich dennoch mit der Patientin die Arbeit an einem *Ressourcenpunkt,* ich leitete sie an, jenen Bereich im Körper zu erspüren, wo sie sich im Moment am wohlsten, am „meisten geerdet" fühlte. Frau T. nannte ihre Fußsohlen, mit dem Kontakt zum Boden, sie nahm eine wohltuende Erdung war. Gemeinsam mit der Patientin suchte ich den korrespondierenden Ressourcenblickpunkt. Sie fand den entsprechenden Punkt auf der Horizontalen über das „innere Fenster" etwas rechts der Mitte, in der Vertikalen noch etwas oberhalb der Horizontalebene. Auch über das „äußere Fenster" ließ sich der Ressourcenpunkt wahrnehmen, die Patientin wirkte im gesamtkörperlichen Ausdruck weitgehend entspannt und sicher.

Nach nur kurzer Zeit, einem Bruchteil einer Minute, begann sie jedoch stark zu prozessieren, sie schloss die Augen, meinte noch, sie könne die Augen nicht mehr offen halten und begann mit dem Oberkörper von hinten nach vorne zu wippen und umgekehrt, vom Aspekt her perseverierenden, sich selbst beruhigenden Bewegungen von stark deprivierten Kindern entsprechend. Dabei atmete sie immer lauter und begann zu stöhnen. Ich versuchte noch, verbal den Kontakt zu ihr zu halten, in weiterer Folge hatte ich jedoch den Eindruck, es wäre besser, auch hierbei im „Schweife des Kometen" zu bleiben, den Prozess besser nicht zu stören und mich zurückzunehmen. Nur bruchstückhaft teilte mir die Patientin ihre Wahrnehmungen mit, sie würde den Bauch stark spüren, wie ein Magnetfeld, es wären da Lichter, elektrische Impulse. Spastische Bewegungen folgten und die Patientin schien sexuelle Handlungen im Sinne eines Oralverkehrs zu reprozessieren.

Immer wieder versuchte ich, verbal den Kontakt zur Patientin aufzunehmen, fragte nach den Körperwahrnehmungen und möglichen Bildern. Frau T. meinte, sie würde nur die Blitze sehen, Helligkeit, dann Dunkel, sie wisse nicht, was wäre, sie wäre jedoch im Schlafzimmer, das wäre evident, sie liege im Bett, im Schlafzimmer der Pflegeeltern, auch die Pflegeeltern wären dabei.

Nach ca. 60 Minuten wurden die Abreaktionen zunehmend weniger, die Patientin öffnete langsam wieder ihre Augen, ihr Gesichtsausdruck zeigte mir, dass sie wieder „da" zu sein schien, nach einem kurzen Moment meinte sie, „jetzt ist es vorbei". Sie wirkte erleichtert und meinte, sie habe „nichts" gesehen, das wäre eigenartig gewesen, aber irgendwie wisse sie auch, worum es gegangen wäre. Der Körper wäre unglaublich ruhig, sie habe noch nie in ihrem Leben so eine Ruhe verspürt. Auch der Bauch und insbesondere die Operationsnarbe würden sich ganz „normal" anfühlen, sie habe keine Schmerzen mehr.

Die zweite Brainspottingsitzung

Drei Tage später fand die zweite Brainspottingsitzung statt. Frau T. kam sehr gelöst wirkend in ihre Therapiestunde, sie beschrieb, sie wäre anhaltend sehr erleichtert gewesen, „so als ob 1000 Tonnen von mir abgefallen wären", so die Patientin. Wenn sie an die starken Reaktionen der ersten Brainspottingsitzung denken würde, würde sie das jedoch schon auch bedrücken, da evident war, dass sie stark belastende Situationen erlebt haben musste. Ich bat die Patientin, genauer hinzufühlen, wo denn dieses Bedrücktsein körperlich wahrnehmbar wäre, sie konnte sehr rasch eine starke Aktivierung (SUD 9) in beiden Oberschenkeln angeben, es fühle sich an wie Blitze und elektrische Schläge, welche kaum aushaltbar wären, beschrieb sie, sehr schlimme Missempfindungen. Im Zuge des langsamen Entlangfahrens der X- und anschließend der Y-Achse fand die Patientin exakt jenen Punkt der stärksten Aktivierung, welcher in der Sitzung davor zunächst ihr Ressourcenpunkt war, an welchem sie aber – wie beschrieben – dann auch stark belastendes Material prozessiert hatte.

Frau T. begann erneut sehr rasch mit der Verarbeitung von schwierigen Lebenserfahrungen. Sie sah sich diesmal jedoch deutlicher im Schlafzimmer der Pflegeeltern, in ihrem Bett liegend, welches am Fußrand des Elternbettes stand. Erneut hatte sie deutliche Abreaktionen in Form von wippenden Bewegungen auf dem Stuhl, starker Atmung und Stöhnen. Zwischenzeitlich begann sie tränenlos zu weinen, vielmehr war das Schreien eines verzweifelten Kindes wahrzunehmen, welches nicht gehört wird und in jedem nächsten Moment zu verstummen droht. Immer wieder fragte ich nach, wo die Patientin gerade „ist" und was „da" ist. Soweit möglich, versuchte ich meine Sprache an das offenkundige momentane Erleben der Patientin (sie war gerade dieses Kind, dem etwas widerfahren ist) anzupassen, ohne den Kontakt zu ihr als Erwachsene zu verlieren. Sie erzählte mir von Sexszenen der Pflegeeltern, in einer sehr kindlichen, konkreten Sprache, und sie erlebte die massive körperbezogene Angst von damals, eine Todesangst angesichts dieser für sie gewaltvollen Szenen, wieder. Die Beine fühlten sich unerträglich an, im Kopf löste sich alles auf, sie hatte das Gefühl, verrückt zu werden, so meinte sie, musste aber gleichzeitig ganz ruhig sein, um die Pflegeeltern nicht zu stören, sie musste stillhalten, damit das, was da passierte, nicht auffällt, beschrieb sie nach dem Prozessieren.

Nach ca. 30 Minuten schien die Patientin in einem Wechsel aus Schreien, Zittern, Beben und Körperperseverationen so gefangen zu sein, dass es mir nicht mehr zumutbar erschien und ich leitete sie an, in die Körperressource zu gehen und auch ihre inneren Helfer zu aktivieren. Es erschien mir wichtig, der Patientin unmittelbar zu vermitteln, dass es „genug ist“. Die Patientin konnte sich vom Farmerehepaar aus dem Schlafzimmer der Pflegeeltern herausholen lassen, es wäre „kein guter Ort für Kinder“, hielt ich fest und blieb zunächst noch auf dieser Kommunikationsebene mit ihr, um ihre „inneren Kinder“ auch gut an den sicheren Ort zu begleiten.

Im Anschluss an diese zweite Brainspottingsitzung war die Patientin weniger stark erleichtert als nach der ersten Sitzung. Die Körperaktivierung war zwar stark zurückgegangen (SUD 1-2), aber sie war traurig, realisierte erstmals wirklich, welche schwer traumatisierenden Situationen sie vermutlich wiederholt erleben musste. Ich leitete sie noch an, weiter ihre „inneren Kinder“ vom Farmerehepaar versorgen zu lassen und für sich selbst zu würdigen, was da an belastenden Lebenserfahrungen nunmehr deutlich aufgetaucht war.

Auch fand drei Tage später eine reguläre psychoanalytische Psychotherapiesitzung statt, wo es möglich war, das bisher prozessierte Material zusätzlich ein Stück weit zu framen und das nunmehr sich verändernde Bild der Pflegeeltern in ersten Ansätzen zu fassen.

Weitere Brainspottingsitzungen

Im Zuge der noch folgenden Brainspottingsitzungen ging es wiederholt um weitere, jedoch weniger massive Abreaktionen. Im weiteren Vorgehen versuchte ich, so behutsam wie möglich, ohne den Prozess jeweils zu stark „von außen“ zu beeinflussen, die Patientin zwischen Ressourcen- und Belastungspol pendeln zu lassen. Da die Belastung tendenziell sehr hoch war, verzichtete ich durchwegs auf das „Auspressen der Zitrone“ zugunsten eines kontinuierlichen, „fraktionierten“ Prozessierens. Das Farmerehepaar war immer bereit, ihren „inneren Kindern“ zur Seite zu stehen, die Patientin konnte mit Ressourcenarbeit auch außerhalb der Brainspottingsitzungen, sehr viel anfangen, wie sie vermittelte. Es war ihr selbst sehr wichtig, ihre Geschichte weitestgehend zusammenzusetzen. So war ein wesentlicher Punkt für sie selbst in jener Sitzung erreicht, in der sie – sehr blande ablaufend – eine Situation prozessierte, wo sie als Jugendliche in einer Diskothek, offensichtlich schwer betrunken, auf einer Toilette Oralverkehr hatte. Sie konnte nun klar zuordnen, dass sich da biographisch einiges „vermischt“ hatte und sie der „üppigen“ und „maßlosen“ sexuellen Aktivität der Pflegeeltern wirklich nur beiwohnen musste, nie aber selbst im Sinne eines „hands on“ Missbrauchsgeschehens direkt involviert war, was ihr eine große Erleichterung brachte.

Auch wurden in den Brainspottingsitzungen noch deutlicher Szenen (früh-)kindlicher Vernachlässigung mit konsekutiven starken, die Patientin überschwemmenden Gefühlen sichtbar. Frau T. war während dieser Sitzungen immer wieder das Kind von damals, weinte, schrie und war schwer verzweifelt.

Aus der fünften Brainspottingsitzung

Es ging in der Stunde um die Pflegemutter: Durch die bisherigen Brainspottingsitzungen konnte die tendenzielle Idealisierung der Pflegemutter nicht mehr aufrechterhalten werden und die Patientin beschrieb, wie stark konflikthaft dies für sie wäre. Es wäre schwer, diese Veränderungsprozesse zuzulassen, meinte Frau T., wobei hier ein deutlich progressives Moment sichtbar wurde, da nicht sofort eine Abwehrbewegung in Richtung einer Idealisierung versus einer Entwertung dieser wichtigen Bezugsperson einsetzen musste, die Patientin konnte die Ambivalenz zunehmend innerlich halten.

Wir arbeiteten an einem Aktivierungspunkt, welchen die Patientin vorwiegend über das „innere Fenster“ festlegen konnte, sie spüre – so die Patientin – wie ihr Kopf zu zerbersten drohe (SUD bei 8), ein Gefühl, „verrückt zu werden“ herrsche vor. Wie in allen Brainspottingprozessen kam die Patientin sehr rasch in eine tiefe Verarbeitung hinein, sie sah sich als Dreijährige bei der Wohnungstüre stehend und diese mühevoll öffnend, dann aus der Wohnung laufend. Sie läutete bei Nachbarn, dann kam die Pflegemutter zurück, die Patientin versuchte, sich in der Wohnung dieser Nachbarsfamilie zu verstecken, sie wäre dorthin geflüchtet aus Angst – offensichtlich hatte die Pflegemutter Frau T. längere Zeit alleine in der Wohnung gelassen. Die Pflegemutter schimpfte, die Patientin schrie, weinte, so auch in der Prozessierung, sie war der Überzeugung, in ihrem Kopf „passiere" gleich etwas, ihre Sprache war während des Prozesses auch eindrücklich verändert, sie war erneut ganz dieses Kind von damals.

Während dieser Brainspottingsitzung war sie deutlich mehr mit mir in Verbindung, als dies bei den ersten hier dargestellten Brainspottingsitzungen der Fall war. Trotz der intensiven Reprozessierung war sie immer mit einem Fuß in der Gegenwart. Immer wieder „kamen" auch Sexszenen der Pflegeeltern mit entsprechenden – bereits recht mild ablaufenden – körperlichen Abreaktionen. Als der insgesamt 50 Minuten andauernde Prozess schwächer wurde, nahm auch die Körperaktivierung ab, bis der SUD auf 0 sank.

Frau T. war nach dieser Sitzung ruhig und gefasst, wenngleich sichtlich berührt über dieses In-Kontakt-treten-können mit wesentlichen Anteilen ihrer selbst. Dies – so die Patientin – habe sie nie in ihrem Leben davor so spüren können.

Zusammenfassung

Ich habe mit dieser kurzen Falldarstellung versucht, die Möglichkeit einer integrativen psychotherapeutischen Arbeit mit Brainspotting in ein grundsätzlich psychoanalytisches Behandlungssetting darzustellen. Meine bisherige Erfahrung zeigt, dass hierbei ganz wesentliche Synergien „genutzt" werden können, wodurch eine besonders stimmige und grundlegendere Bearbeitung möglich wird. Meine hier dargestellte Patientin hat mehrfach betont, dass sie ohne die Brainspottingsitzungen nicht so weit gekommen wäre, die Behandlung vermutlich irgendwann an einer (gemeinsamen) Erschöpfung gescheitert wäre.

David Grand selbst beschrieb bereits 1999, noch vor seiner „Entdeckung" von Brainspotting, für EMDR, dass es gerade psychoanalytisch vorbehandelte Patienten wären, welche von einer zusätzlichen Arbeit mit dieser Traumatherapietechnik profitieren würden. Mein Eindruck ist, dass selbiges mindestens genauso gültig für die Arbeit mit Brainspotting ist. Das Gehirn von analysierten, vorbehandelten Patienten scheint auch besonders „bereit" für Brainspotting zu sein. Die Prozesse im Rahmen von Brainspottingsitzungen sind jedenfalls ähnlich denen im Rahmen einer klassischen Psychoanalyse, wie hyperassoziative Verknüpfungen, welche allerdings zusätzlich noch eine Ebene miteinschließen, „auf" welche selbst im Rahmen hochfrequenter psychoanalytischer Behandlung häufig schwer zu kommen ist bzw. es steht häufig – gerade bei schwer- und frühgestörten bzw. schwer- und frühtraumatisierten Patienten – viel „auf dem Spiel", da Behandlungssituationen bedauerlicherweise ja auch scheitern können.

Die Behandlung meiner Patientin konnte nach sechs Jahren erfolgreich abgeschlossen werden. In sozialen und beruflichen Beziehungskontexten konnte Frau T. ein hohes Ausmaß an Ruhe und Kompetenz leben, die ursprüngliche Symptomatik und auch die intermediär aufgetretene psychosomatische Symptomatik konnte gänzlich aufgelöst werden. Im Hinblick auf die eigene Lebensgeschichte und wichtige äußere und innere Objektbeziehungen war ein entsprechender Trauerprozess in Gang gekommen. Die Patientin meinte in einer der letzten Sitzungen zusammenfassend, dass sie mit der Erwartung in die Behandlung gekommen sei, dass ich etwas für sie „richten" werde, ihr etwas „geben" werde. Letztlich habe sie jedoch in den letzten Behandlungsmonaten (die Behandlung wurde nach den Brainspottingsitzungen für weitere sechs Monate fortgeführt) einen Teil von sich selbst „gefunden", von welchem sie gar nicht wusste, dass es ihn geben würde.

Literatur:

Clarkin, Yeomans, Kernberg (2008): Psychotherapie der Borderline-Persönlichkeit: Manual zur psychodynamischen Therapie.

Fernando, Joseph (2012): Trauma und der Zeroprozess. Psyche –Zeitschrift für Psychoanalyse und ihre Anwendungen, 66. Jg., November 2012, S. 1043–1073.

Grand, David (1999): EMDR und psychodynamische Theorie und Praxis. Ins Deutsche übersetzt: Christian Knorr (aus: Grand, D., Defining and Redefining EMDR, Part III).

Grand, David (2011): Brainspotting. Ein duales Regulationsmodell für den Psychotherapeutischen Prozess. Zeitschrift Trauma & Gewalt, 5. Jg. Vol. 3, S. 276–285.

Grand, David (2015): Brainspotting: Wie Sie Probleme, Traumata und emotionale Belastungen gezielt auflösen. Ins Deutsche übersetzt: Anni Pott.

Plassmann, Reinhard (2010): Die Kunst des Lassens, Psychotherapie mit EMDR für Erwachsene und Kinder.

Van der Kolk, Bessel (2014): Verkörperter Schrecken -Traumaspuren in Gehirn, Geist und Körper und wie man sie heilen kann.

Wolfrum, Gerhard (2017): Brainspotting –Trauma, Zeitschrift für Psychotraumatologie und ihre Anwendungen, 15. Jg. 2017, H.3.

12. Entwicklungsheilkunde – Entwicklungstraumata heilen – Brainspotting mit Eltern und Kindern

Theresia Stöckl-Drax

Entwicklungsheilkunde ist eine neue Fachrichtung in der Heilkunde (1), die davon ausgeht, dass unsere menschliche Entwicklung bereits vor der Geburt beginnt und die ersten Lebensjahre uns in besonderer Weise prägen. Das bedeutet, hier werden die Muster für unser späteres Leben geformt (2).

Um gesunde, heile Muster zu entwickeln, ist es wichtig, dass Eltern ihr Kind in einer angemessenen Weise unterstützen, dass sie es nähren und pflegen nach den Bedürfnissen des Kindes, dass sie dem Kind helfen, mit den Emotionen konstruktiv umzugehen, dass sie ein sicherer Hort für ihr Kind sind. Aus Studien (3) zu „adverse childhood experiences“ (Kindheitstraumata) weiß man, dass Kinder physisch und emotional vernachlässigt sowie physisch, psychisch, emotional und sexuell missbraucht werden können und dass all dies Auswirkungen auf das spätere Leben hat (4, 5, 6, 7, 8, 9). Dies hat einerseits zum Begriff *„developmental trauma“* (Entwicklungstrauma) geführt, der vor allem bei Erwachsenen verwendet wird (14, 15). Andererseits hat es unsere Sinne geschärft, auch auf kleinere „adverse childhood experiences“ zu schauen, wie beispielsweise Schocksituation der Mutter in der Schwangerschaft, eine schwere Geburt, frühkindliche Trennungssituationen durch Krankheiten oder Umstände, Unfälle, Verletzungen und Erkrankungen des Kindes oder der Eltern, Verlust einer Bezugsperson oder von geliebten Tieren, Trennung der Eltern. Immer wieder stellen wir fest, dass solche Erlebnisse oder Ereignisse die Kinder überfordern und von ihnen nicht verarbeitet werden können. Da wir auf Weiterleben programmiert sind, entwickeln sich Muster, die zu diesem Zeitpunkt dem Kind helfen, mit der Schwierigkeit umzugehen und es schützen, aber später dann zu Aufmerksamkeitsproblemen, Tics, Langsamkeit, Ängsten, Zwängen, Schlafproblemen, Interaktionsproblemen, erhöhter Impulsivität, Wutanfällen, übertriebener Schüchternheit, Trennungsängsten, Suchtverhalten usw. führen können.

Wenn wir von den Schwierigkeiten im Hier und Jetzt ausgehen, den unangenehmen Gefühlen oder Blockaden oder emotionalen Ausbrüchen, die in bestimmten Situationen getriggert werden, kann unser Gehirn in der Regel den Zusammenhang mit den ursprünglich überfordernden Situationen (10,11) bewusst oder unbewusst herstellen. Es gibt dafür viele verschiedene Methoden (12) und Ansätze, die uns alle interessieren und die wir je nach Symptomen und Geschichte anwenden bzw. zeigen. Brainspotting (16), eine Therapiemethode, die dem Patienten und seinem Gehirn einen Rahmen bietet, kleinere und größere Traumata zu verarbeiten, hat sich bei Kindern und Eltern als besonders hilfreich erwiesen. Die Autorin, eine entwicklungsheilkundlich tätige Kinderärztin, hat eine Anwendung für Mütter/ Eltern und Kind gemeinsam entwickelt, denn je früher wir dem Gehirn helfen, die überfordernden Erfahrungen in einem Kontext abzuspeichern, desto eher werden sie im täglichen Leben nicht mehr störend wirksam und die Entwicklung nimmt wieder einen entspannten Verlauf.

Brainspotting, eine Methode, welche die Blickorientierung nützt – „wohin du schaust, beeinflusst, was du fühlst" – dient zur Therapie (17) von unverarbeiteten Erfahrungen, kann auch mit Kindern und Müttern/Eltern gemeinsam angewendet werden, um Ereignisse in der Schwangerschaft, im Zusammenhang mit der Geburt sowie in den ersten Lebensjahren zu verarbeiten, deren Emotionen im Alltag noch auftauchen als Ängste, Langsamkeit, Träume, Entwicklungsverzögerungen, Verhaltensunstimmigkeiten, extreme Introvertiertheit, Blockaden, Gefühlsausbrüche und andere unverständliche Phänomene. Brainspotting mit Kindern ist bereits beschrieben worden (18).

Zunächst ein paar Beispiele, um eine Vorstellung zu bekommen, wie eine solche Intervention mit Eltern und Kind gemeinsam ablaufen kann.

Magdalena besucht derzeit die 4. Klasse Regelschule. Sie fange Proben gut an, in einem bestimmten Moment bekomme sie aber Angst und könne dann beispielsweise nicht mehr rechnen oder lese Fragen falsch oder „schalte einfach nach einer bestimmten Zeit ab". Die Geburt sei schwierig gewesen, die Saugglocke half nicht, sie wurde „herausgedrückt", habe viel geschrien als Baby und Herzrhythmusstörungen gehabt, die Eingewöhnung in Krippe und Kindergarten war jeweils schwierig gewesen, in der Krippe wurde sie in den Nebenraum gesperrt, weil sie „anderen auf der Nase herumtanze". ADS oder Rechenschwäche waren aber nicht nachweisbar.

Da die Geburt vermutlich nicht nur für die Mutter, sondern auch für das Kind stressig gewesen war und auch die Krippenzeit, vereinbaren wir, diese Perioden nochmals gemeinsam durchzugehen. Mit der Mutter werden die wichtigsten Etappen, die vielleicht nicht verarbeitet werden konnten, festgehalten.

Beim Brainspotting mit Mutter und Kind erzählt die Mutter von ihrem Baby im Bauch, Magdalena sitzt zwischen Mutter und mir wie in einem Halbkreis. Ich frage sie „wie ging's dem Baby im Bauch?", sie sagt spontan „gut". Dann erzählt die Mutter sehr einfühlsam, wie schwierig es war, bis das Baby herauskam. Ich frage, „wie ging's dem Baby da?", worauf Magdalena sofort spontan sagt „nicht so gut", daraufhin frage ich sie, „wo fühlst du das im Körper?", wobei sie auf den Brustbereich zeigt. Wir suchen den dazugehörigen relevanten Blickpunkt (Brainspot) mit dem Pointer. Ich bitte sie, mit den Augen darauf zu bleiben und zu sehen, was sich ändert oder passiert. Nach kurzer Zeit sagt Magdalena: „Jetzt ist es gut". Danach erzählt die Mutter weiter, wie das Baby dann endlich herausgekommen sei, da sage ich „stop" und frage Magdalena erneut, wie es dem Baby ging, sie sagt, dass das Baby sich an die Luft gewöhnen musste. Ich frage sie wieder, wo sie das im Körper spürt, sie zeigt mehr auf die Kehle, wir finden den dazugehörenden Brainspot, sie schaut nur kurz hin und sagt dann, jetzt sei es gut. Die Mutter erzählt weiter, wie sie dann mit dem Baby zuhause war, Magdalena antwortet auf die Frage, wie es dem Baby da ging, mit „gut". Die Mutter erzählt weiter, wie das kleine Kind jetzt in die Krippe kam, wobei Magdalena auf die Frage, wie es dem kleinen Kind da ging, sofort mit „nicht so gut" antwortet. Sie findet die Stelle im Körper, wo sie das spürt, wir suchen wieder einen Brainspot mit dem Pointer, sie fixiert ihn, bis sie wieder mir den Blick zuwendet und einfach „weiter" sagt. Auf diese Weise gehen wir bis zum Schulanfang. Manches fühlt sich für das Kind auf Nachfrage „gut" an, anderes nicht. Was sich nicht gut anfühlt, wird bearbeitet, indem ich das jetzt neunjährige Mädchen immer wieder frage, wo sie das in ihrem Körper spüre, was sie immer sofort angeben kann. Für dieses Körpergefühl suchen wir jeweils mit dem Pointer den dazugehörigen Punkt (Brainspot) und sie schaut ihn an, bis sie mir spontan den Blick zuwendet und sagt, dass es gut sei, dann erzählt die Mutter weiter bis zum Schulanfang und von einem Armbruch. Als sich alles gut anfühlt, bitte ich Magdalena, ein Bild zu malen. Sie malt einen wunderschönen Delphin, der hoch über dem Wasser springt, wobei auch die Sonne am Horizont zu sehen ist – sehr kraftvoll. Sechs Wochen später bekomme ich die Rückmeldung, dass Magdalena in der Schule besser stehe, Deutsch und Textaufgaben fielen ihr spürbar leichter. Vorerst wird kein neuer Termin vereinbart.

Wichtig ist, dass diese kleineren und größeren Ereignisse, die möglicherweise zu dem Zeitpunkt, als sie passierten, nicht verarbeitet werden konnten, vorher mit der Mutter durchgesprochen werden. Wenn dabei bei der Mutter starke Emotionen auftauchen, sie beispielsweise zu weinen beginnt, schlage ich immer vor, zuerst mit der Mutter diese Ereignisse, die bei ihr noch starke Emotionen auslösen, mit Brainspotting zu bearbeiten, bevor wir gemeinsam mit dem Kind arbeiten. So lernt die Mutter die Methode bereits kennen, und sie kann dann ihr Kind freier von eigenen Gefühlen und aufmerksamer begleiten.

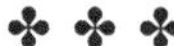

Sonja besucht die dritte Klasse Regelschule, die Konzentration sei schwierig, sie werde oft nicht fertig, sie könne sich viele Wörter nicht merken, ihre Leistungen schwanken stark, manchmal könne sie etwas, dann wieder nicht. Sie antworte oft mit „ich weiß nicht", auch bei Dingen, die sie eigentlich wissen müsste. Es seien schon zwei EEGs zum Ausschluss von Absencen abgeleitet worden, sie habe verschiedene pädagogische und therapeutische Methoden durchlaufen, alles habe etwas geholfen, aber sie sei weiterhin sehr langsam und habe starke Leistungsschwankungen. Sonja ist das dritte Kind, wobei die Schwangerschaft belastet war, da eine Trennung der Eltern im Raum stand und der Vater kein drittes Kind wollte. Nach einer unauffälligen Geburt habe Sonja sehr viel Nähe zur Mutter gesucht und habe sich motorisch und sprachlich eher langsam entwickelt, dabei sei sie selbst sehr lautempfindlich und schreckhaft gewesen. Im Kindergarten habe sie das erste halbe Jahr kein Wort gesprochen und auch in der Grundschule antworte sie oft nicht, wenn sie angesprochen werde. Andererseits sei sie sehr einfühlsam, kümmere sich um andere, spiele gern mit Puppen und sehr gut Trompete. Auf die Frage, ob es vielleicht irgendein Ereignis gegeben habe, das Sonja damals nicht verarbeiten konnte, fällt der Mutter ein, dass sie im Alter von zwei Jahren einmal 24 Stunden nur mit dem Vater an einem Flughafen warten musste, während die Mutter mit den großen Geschwistern durch ein Versehen der Fluggesellschaft schon vorausfliegen musste. In dieser Zeit habe Sonja nur geweint und gewimmert und anschließend sei es auch schwierig gewesen, sie bei der Tagesmutter zu lassen, so dass die Mutter ihren Beruf als Stewardess zeitweise aufgegeben habe.

Um dieses Ereignis zu bearbeiten, erfindet die Mutter eine sehr einfühlsame Geschichte von einem kleinen Mädchen, die mit einem glücklichen Moment zuhause mit den Geschwistern beginnt, bis dann ein riesiger Vogel kommt, der die Geschwister und die Mutter mitnimmt, während das kleine Mädchen in einem kleinen dunklen Käfig warten muss, bis es die Geschwister und die Mutter wieder sieht. Die Geschichte endet wieder mit einer fröhlichen Urlaubsszene am Wasser. Immer wieder unterbreche ich und frage, wie es dem Mädchen geht, und Sonja kann erstaunlicherweise die Gefühle gut benennen und oft sogar im Körper lokalisieren. Es wird jeweils ein Brainspot gesucht und relativ schnell fühlt sie sich wieder gut. Am Ende hat sie ein sehr gutes Gefühl.

Da dies das erste Mal ist, dass ich Brainspotting in dieser Weise anwende, habe ich keine Ahnung über den Effekt und bin umso erstaunter, als die Mutter mir immer wieder Rückmeldung gibt, wie positiv sich Sonja verändert habe. Sie spreche viel mehr, erzähle von der Schule, sei präsent und zeige gute Leistungen, auch die Ergotherapeutin habe den Unterschied bemerkt. Beim Kontakt ca. sechs Monate nach der Intervention ist Sonja viel selbständiger geworden. Ein knappes Jahr später erzählt die Mutter, dass Sonja mit der Trompete bei „Jugend musiziert" den ersten Platz gemacht habe, alles laufe sehr gut, sie habe jetzt nur noch Logopädie, um die sprachlichen Rückstände aufzuholen.

Für mich ist es erstaunlich, zu sehen wie Sonja sich von einem sehr in sich gekehrten, nahezu unzugänglichen Kind in ein kommunikatives Mädchen gewandelt hat. Diese eine Intervention hat einen überproportionalen Kurz- und Langzeiteffekt hervorgebracht.

Leon kommt, weil es in der Schule und bei den Hausaufgaben nicht gut laufe, Leon könne immer nur kurz konzentriert arbeiten, in Fünf-Minuten-Abschnitten, die Hausaufgaben dauerten ewig, die Einträge aus der Schule seien teilweise unvollständig und Tests fielen nicht gut aus, obwohl Leon im Gespräch pfiffig wirkt und auch im Intelligenztest gut abgeschnitten hat. In der Anamnese fällt ein Ereignis besonders auf, als Leon im Alter von einem Jahr eine Wendeltreppe ein ganzes Stockwerk tief heruntergefallen war. Niemand habe den genauen Unfallhergang gesehen, nachher habe Leon lange geschrien und gewimmert und auch für mehrere Wochen nicht mehr laufen können, ohne dass jedoch ein Beinbruch nachgewiesen worden sei.

Hier wird auch das Ereignis zuerst mit der Mutter durchgesprochen, ihre Gefühle dazu werden mit Brainspotting bearbeitet. In der nächsten Sitzung findet dann wieder das Setting mit Mutter und Kind im Halbkreis statt. Die Mutter beginnt, die Geschichte zu erzählen, ich unterbreche immer wieder und frage Leon, wie sich das kleine Kind jetzt fühle, was er sehr genau beschreiben kann. Wir finden oft auch ein Gefühl im Körper – wenn nicht, bearbeiten wir einfach das ausgedrückte Gefühl, indem wir einen dazu passenden Brainspot suchen. Leon schaut unterschiedlich lange auf diese Punkte, bis er sich wieder mir zuwendet, und ich dann der Mutter ein Zeichen gebe, weiter zu erzählen. Als das ganze Ereignis durcherzählt ist, Leon in der Geschichte wieder normal laufen kann und auch ein gutes Gefühl dazu hat, beenden wir die Session.

Nach zwei Wochen, als die beiden wiederkommen, erzählt die Mutter auf die Frage, wie es gegangen sei, dass Leon einen Albtraum gehabt habe. Ich lasse mir den Alptraum erzählen und interessanterweise handelt er von einem kleinen Jungen, den der Papa ins Bett gelegt habe und dann sei der Papa in die Küche gegangen, das Kind sei aufgewacht und habe vom Bett herunter wollen und sei dann die Treppe heruntergekullert und habe dann plötzlich nicht mehr laufen können und ein dickes AUA gehabt und einen Verband bekommen, aber dann habe es wieder gehen können. Diesen Traum bearbeiten wir dann mit Dreamspotting (eine Variante von Brainspotting), wobei Leon den Traum auf eine weiße Wand bei mir im Praxiszimmer projizieren und mir sagen soll, was als Standbild stehen bleibt. Er kann das. Das Standbild ist: Wie das Kind aus dem Bett herunterfällt. Daraufhin bitte ich ihn, einfach sich das Standbild anzuschauen und zu sehen, was er fühle und ob sich was verändere. Daraufhin sitzt Leon für ca. 30 Minuten vor der Wand, auf der das Bild seines Alptraums projiziert ist, und man kann an seinem Gesicht und an seinem Körper sehen, wie viel es zu prozessieren gegeben haben muss, immer wieder ändert sich die Kopfhaltung, die Körperhaltung, die Mimik, er verschiebt die Brille zwischendurch, er stöhnt, er gähnt, nimmt nur minimal Blickkontakt mit mir auf, obwohl ich ihn aus geringer Entfernung beständig anschaue und auch wenn ich frage, wie es ihm gehe, oder ob er etwas fühle, was mit dem Bild sei, geht er immer wieder zu dem Spot an der Wand zurück. Auch als Geräusche aus dem Wartezimmer herüberdringen, weil die Mutter kommt, bleibt er beim Dreamspot. Das ist für mich ein Schauspiel und eine Geduldsprobe zugleich. Zwischendurch mache ich mir Gedanken, traut sich das Kind nicht den Blick von der Wand abzuwenden, weil ich es gesagt habe. Aber irgendwann ist Leon mit dem Prozessieren fertig, er schaut mich unverwandt an und sagt, er möchte was malen.

Ich sage nicht viel, nur dass die Mutter beobachten sollte, wie die nächste Woche verlaufe, ob ihr irgendetwas auffalle oder nochmals Träume kämen. Leon geht es von da an viel besser, er kann sich länger konzentrieren, die Noten bessern sich und er ist insgesamt viel präsenter, auch braucht er nicht mehr ganz so viel Schlaf.

Für mich ist es sehr interessant, zu beobachten, wie das Gehirn verarbeitet und wieviel zu verarbeitende Momente in so einem Treppensturz wohl gelegen haben müssen.

Bei der Arbeit mit einem *Adoptivkind* hat eine Tiergeschichte von einem kleinen Welpen, der von der eigenen Mutter zu einer neuen Familie kommt, geholfen, die verschiedenen schwierigen Situationen zu veranschaulichen, wahrzunehmen und zu verarbeiten.

Aus meiner Sicht ist bei Brainspotting mit Mutter/Vater/Bezugsperson und Kind wichtig: Die Situationen, die möglicherweise nicht verarbeitet werden konnten, sollten vorher besprochen sein, insbesondere wenn es sich um eine Abfolge handelt oder ein sehr traumatisierendes Ereignis. Auch sollte das Setting der Mutter erklärt werden, dass sie die Geschichte einfühlsam und, ohne das Baby für irgendetwas verantwortlich zu machen, erzählen solle. Auch dass ich sie als therapeutische Begleitung immer wieder unterbrechen werde, um mit dem Kind zu arbeiten. Wichtig in diesem Zusammenhang ist aus meiner Sicht auch, dass die Mutter und die Therapeutin immer von einem Baby oder einem Kleinkind sprechen und nicht den Namen des spezifischen Kindes nennen. Hierdurch dürfte nicht nur dem „Ungewissheits-Prinzip“ besser entsprochen werden, das besagt, dass wir – weder die Mutter noch die Therapeutin – wissen, was für das Baby bzw. Kleinkind tatsächlich traumatisch war, was es nicht hat verarbeiten können. Durch die neutrale Erzählweise von „einem“ oder „dem Baby“ oder „dem Kleinkind“ bleibt immer offen, mit was das ältere Kind in Resonanz geht oder eben nicht. Es kann für die Mutter manchmal sehr überraschend sein, was dem Baby gute oder schlechte Gefühle bereitet hat. Außerdem scheinen Formulierungen in der dritten Person – ähnlich wie bei der Arbeit mit Screen-Techniken – neben der größeren Distanz auch mehr Betroffenheit zu ermöglichen.

Wenn bei der Vorbesprechung deutliche emotionale Reaktionen bei der Mutter auftreten, sollten diese vorher mit ihr allein bearbeitet werden, damit sie dann beim Termin mit dem Kind frei davon ist und sachlich die Ereignisse berichten kann.

Beim gemeinsamen Termin ist es wichtig, das Kind sehr gut im Blick zu haben und die Erzählung der Mutter immer zu unterbrechen, sobald etwas nicht verarbeitet sein könnte. Die Frage: „Wie ging es dem Baby?" oder „was meinst du, wie ging es dem Baby?", kann aus meiner Sicht von den Kindern im Alter ab ca. 6 Jahren (vielleicht auch früher) bis zu Beginn der Pubertät gut beantwortet werden. Die anschließende Frage ist dann immer: „Fühlst du das im Körper"? Oder: „Wo fühlst du das im Körper"? Den Kindern gelingt dieser Perspektivenwechsel in der Regel problemlos. Wenn sie keine Körperempfindung haben, bearbeiten wir einfach das Gefühl. Manchmal biete ich dem Kind als Unterstützer ein Fingerpuppentier an, das ich dann auf die Spitze des Pointers setze, was dann eventuell auch wieder ausgetauscht werden muss. Meist arbeite ich direkt mit dem Pointer. Dann suchen wir zusammen den zum Gefühl passenden Punkt (Brainspot). Wenn wir mit Tieren arbeiten, frage ich dann immer wieder nach, ob das Tier noch passe oder das Kind einen anderen Unterstützer brauche. Ich versuche, nicht den Punkt zu finden, wo das Kind das Gefühl/die Körperempfindung am stärksten wahrnimmt, weil meiner Erfahrung nach, Kinder nicht wollen, dass ihr unangenehmes Gefühl noch zunimmt. Es geht vielmehr um den „dazu passenden" Punkt, der in der Regel rasch gefunden ist. Meist geht auch die Verarbeitung ziemlich schnell (Sekunden bis Minuten). Zeichen dafür, dass ein Gefühl oder eine Körperwahrnehmung verarbeitet ist, ist meist, dass das Kind mir oder der Mutter den Blick wieder zuwendet. Ich frage dann anfangs nochmal nach, was es jetzt fühle, was meist mit: „Jetzt ist es gut" beantwortet wird. Wenn mehrere Ereignisse bearbeitet waren, sagen mache Kinder schon von selber einfach „weiter". Ich versuche, immer mit einem guten Gefühl die Geschichte zu beschließen, wobei es vorkommen kann, dass Eltern immer weiter machen wollen und dabei dann sehr schwierige Ereignisse kommen. Von daher ist es wichtig, lieber früher ein gutes Ende zu finden und sich für Rückmeldung und eine Fortsetzung wieder zu verabreden, als alles auf einmal bearbeiten zu wollen. Teilweise lasse ich die Kinder dann noch ein Bild malen.

Wichtig aus meiner Sicht ist, sowohl bei der Arbeit mit den Eltern allein, als auch besonders bei der gemeinsamen Arbeit mit Eltern und Kindern, theoretische Gespräche bei einem Vortermin zu führen oder eine Nachbesprechung anzusetzen. Nach dem Prozess genügt der Hinweis an die Eltern, einfach zu beobachten, was sich in der nächsten Zeit tue, verändere, was hochkomme oder auffalle. Auch sollten die Eltern nicht mit dem Kind den Prozess nochmals durchsprechen – das würde die subcortikale Weiterverarbeitung stören – sondern einfach wirken lassen und eher ein Eis essen gehen oder einfach spielen oder spazieren gehen und neugierig beobachten, was vom Kind kommt oder sich sein Verhalten ändert.

Schön ist es, wenn auch die Eltern mehr Bewusstsein für ihre eigene Verletztheit entwickeln und als Erwachsene ihre inneren Kinder begleiten und ihnen beistehen, so können sie auch ihre tatsächlichen Kinder noch bewusster und angemessener begleiten und sie unterstützen in ihrer Entwicklung, und für alle kann Heilung geschehen.

Von daher habe ich den Begriff Entwicklungsheilkunde für den Kontext dieser Therapie gewählt. Er muss nicht auf die Kinder beschränkt bleiben, denn in jedem Lebensalter ist Entwicklung und Heilung möglich.

Literatur:

Stoeckl-Drax, T. (2019) Developmental Medicine – A New Concept. Neurol Neurother, 4(2): 000139. DOI: 10.23880/nnoaj-16000139

Andrew P. Salzwedel, Rebecca L. Stephens, Barbara D. Goldman, Weili Lin, John H. Gilmore, Wei Gao. (2018) Development of Amygdala Functional Connectivity During Infancy and Its Relationship With 4-Year Behavioral Outcomes. Biological Psychiatry: Cognitive Neuroscience and Neuroimaging; DOI: 10.1016/j.bpsc.2018.08.010

Felitti VJ, Anda RF, Nordernberg D, et al. (1998) Relationship of childhood abuse to many of the leading causes of death in adults: the adverse childhood experiences (ACE)study. Am J Prev Med.; 14(4): 245–258

Endo T, Sugiyama T, Someya T. (2006) Attention-deficit/hyperactivity disorder and dissociative disorder among abused children. Psychiatry Clin Neurosci.;60(4):434–438. doi: 10.1111/j.1440-1819.2006.01528.x.

Gregorowski C, Seedat S. (2013) Addressing childhood trauma in a developmental context. J Child Adolesc Ment Health.;25(2):105–118. doi:10.2989/17280583.2013.795154

De Young AC, Kenardy JA, Cobham VE. (2011) Diagnosis of posttraumatic stress disorder in preschool children. Journal of Clinical Child & Adolescent Psychology.;40:375–384.

Jaite C, Schneider N, Hilbert A, Pfeiffer E, Lehmkuhl U, Salbach-Andrae H. (2011) Etiological role of childhood emotional trauma and neglect in adolescent anorexia nervosa: A cross-sectional questionnaire analysis. Psychopathology.;45:61–66.

Lieberman AF, Chu A, van Horn P, Harris WW. (2011) Trauma in early childhood: Empirical evidence and clinical implications. Development and Psychopathology.;23:397–410.

Pears KC, Fisher PA. (2005) Emotion understanding and theory of mind among maltreated children in foster care: evidence of deficits. Dev Psychopathol.;17(1):47–65.

Sautter, Christiane, (2017) Wenn die Seele verletzt ist (When the soul is wounded) (8.ed.), Verlag für systemische Konzepte, Ulm, Germany, p 61.

Sautter, Christiane (2019) Emotionale Gewalt und ihre traumatischen Folgen (Emotional Abuse and its Traumatic Consequences), KoKi Germany

Saxe GN, Ellis BH, Fogler J, Hansen S, Sorkin B. (2005) Comprehensive care for traumatized children: An open trial examines treatment using trauma systems therapy. Psychiatric Annals.; 35:443–448.

Stoeckl-Drax, Theresia (2019) Hypermirroring, an empathy spectrum disorder or giftedness? AAPB, Denver, USA

Van der Kolk B. (2005) Developmental trauma disorder: Toward a rational diagnosis for children with complex trauma histories. Psychiatric Annals.;35:401–408.

Van der Kolk BA, Pynoos RS, Cicchetti D, Cloitre M, D'Andrea W, Ford J, Lieberman AF, Putnam FW, Saxe G, Spinazzola J, Stolbach BC, Teicher M. (2009) Proposal to include Developmental Trauma Disorder diagnosis for children and adolescents in DSM-V.. Available at http://www.traumacenter.org/announcements/DTD_NCTSN_official_submission_to_DSM_V_Final_Version.pdf [accessed 18 February 2013]

Grand, D. (2004). Brainspotting – Wie Sie Probleme, Traumata und emotionale Belastungen gezielt auflösen. Kirchzarten b. Freiburg: VAK

Wolfrum G. (2017) Grundprinzipien von Brainspotting, Trauma. Zeitschrift für Psychotraumatologie und ihre Anwendungen 15, Heft 3, 6–10.

Baumann M, Jakobi M (2017) Brainspotting mit Kindern und Jugendlichen, Trauma. Zeitschrift für Psychotraumatologie und ihre Anwendungen 15, Heft 3, 70–81.

D. Exkurse

Exkurs 1: Was ist Psychotraumatologie?

1. Einführung

Die Wissenschaftsdisziplin der Psychotraumatologie ist vergleichsweise jung. Diese Feststellung ist umso erstaunlicher, je deutlicher man sich vor Augen führt, dass traumatisierende Ereignisse ubiquitär sind, jeden Menschen im Laufe seines Lebens treffen können und geschehen, seit Menschen auf dieser Welt unterwegs sind. Schon in Homers *Ilias* (etwa 800 v. Chr.) lassen sich entsprechende Schilderungen finden, ohne dass die Ereignisse jedoch als traumatisch benannt worden wären (Shay, J. 1998).

Ebenso wie die somatischen Systeme eines Menschen in ihren *Selbstheilungsmöglichkeiten* und in ihrer Widerstandskraft überfordert werden können, so kann auch das seelische Verarbeitungssystem durch singuläre, wiederholte, dauerhafte oder kontinuierlich ansteigende Belastungen in seinen Bewältigungs- und Gegensteuerungsmöglichkeiten überfordert und damit traumatisiert werden, also eine seelische Verletzung entwickeln. Die Wissenschaftsdisziplin der Psychotraumatologie beschäftigt sich daher mit den Entstehungsbedingungen, Auswirkungen und Symptomfolgen sowie Heilungsbedingungen und -möglichkeiten traumabedingter seelischer Verletzungen (Fischer, G. & Riedesser, P., 1999, Fischer, G., Weber, T. & Eichenberg, C., 2010).

2. Die Anfänge der Psychotraumatologie

Die wissenschaftliche Auseinandersetzung mit den Folgen traumatisierender Erfahrungen ist zurückzuverfolgen bis in die Mitte des 19. Jahrhunderts (z.B. van der Kolk, McFarlane & Weisaeth, 1996, Sachsse, Venzlaff & Dulz, 1997). Dabei prägten zwei Felder der Auseinandersetzung die Diskussion: Einerseits das Verständnis der Folgen von Eisenbahn- und Arbeitsunfällen, woraus Erichsens Konzept der *„Railway Spine"* (1867) und Oppenheimers (1889, 1891) Konzept der *„Traumatischen Neurose"* entstanden.

Andererseits die Auseinandersetzung mit massiven Formen der Kindesmisshandlung und der sexualisierten Gewalt gegen Kinder, insbesondere in Frankreich, ausgehend von Befunden der Gerichtsmedizin aus dem damals in Paris berühmten psychiatrischen Hospital Salpetrière. Der dort tätige Pierre Janet (1894) einerseits und Sigmund Freud (1896, 1972) in Wien andererseits vertraten in der Auseinandersetzung mit dem Krankheitsbild der *Hysterie* die Position, es handle sich um das, was wir heute eine chronifizierte oder auch komplexe posttraumatische Belastungsstörung nach Kindesmissbrauch nennen würden. Bekanntlich änderte Sigmund Freud seine Sichtweise – zumindest für die Öffentlichkeit, um gesellschaftlich überleben zu können – während Janet weiterhin die Traumaätiologie vertrat und bis heute als grundlegend anzusehende Arbeiten zu Dissoziation, Gedächtnisstörungen und zur Organisation seelischer Prozesse bei traumatisierten Menschen verfasste (Sachsse, U., 2000).

Der erste Weltkrieg zwang zur Auseinandersetzung mit den sog. *„Kriegszitterern"*, bei denen neben erheblichen Behandlungsbrutalitäten erstmals auch Freuds „talking cure" zum Einsatz kam. Im zweiten Weltkrieg bemühten sich Kardiner und Spiegel (1947) sowie Grinker und Spiegel (1945) in den USA erneut um traumatisierte Soldaten, wobei Kardiners Feststellung „The nucleus of the neurosis is a *physioneurosis*" (1941) aus heutiger Sicht als geradezu prophetisch gewertet werden muss – gerade im Hinblick auf Brainspotting, was ja daraufhin konzipiert ist, die Physiologie eines Betroffenen „abzurufen". Etwa zehn Jahre nach dem Zweiten Weltkrieg begannen die Auseinandersetzungen mit den Folgen des *Holocaust.* Dabei stellten vor allem Niederland (1980) und Krystal (1968) in den USA und vor allem Venzlaff (1958) in der BRD unabhängig voneinander fest, dass Extrem-Traumatisierungen auch psychisch völlig gesunde Menschen bleibend verändern und schädigen können. Und obgleich es im Verlauf des letzten Jahrhunderts immer wieder Durchbrüche zu einem besseren Verständnis traumatischer Erfahrungen gab, verhalfen erst das Zusammenspiel der erschütternden Erkenntnisse der Folgen des *Vietnamkrieges* sowie das kämpferische Engagement betroffener Frauen, die das erlittene Unrecht erlebter *sexualisierter Gewalterfahrung* öffentlich machten, in den USA in den 70er und 80er Jahren der Traumaforschung zu neuen Erkenntnissen und einem ersten dauerhafteren Durchbruch in Forschung und Öffentlichkeit: Im Zusammenhang mit den Kriegsereignissen wurden Bezeichnungen wie Kriegs- oder Gefechtsneurose, Granatenschock oder Kampfesmüdigkeit entwickelt. Aber auch die Opfer von sexuellen Übergriffen wiesen ein vergleichbares psychisches Störungsbild auf

(Herman, 1993): In den Beschreibungen finden sich die typischen Symptome, die noch heute als charakteristisch für Reaktionen auf traumatische Erlebnisse betrachtet werden:

- Ungewolltes Wiedererleben von Aspekten des Traumas *(„Intrusionen")*, z.B. in Form von „Flashbacks" oder Albträumen
- Anzeichen einer erhöhten Erregung *(„hyperarousal")* mit z.B. Schreckhaftigkeit, Schlafstörungen und Muskelverspannungen sowie
- Emotionale Taubheit mit Interesselosigkeit oder starken Rückzugsbedürfnissen und Entfremdung von anderen Menschen *(„Vermeidung")*.

3. Trauma als Ereignis oder Erlebnis?

Vielleicht liegen die erstaunlich lange bestehenden Schwierigkeiten einer klaren definitorischen Abgrenzung auch darin begründet, dass man körperliche Verletzungen sehen und anfassen kann – was auf seelische nicht zutrifft – und der Begriff *„Trauma"* ja ursprünglich aus der somatischen Medizin stammt, was im griechischen Original schlicht „Verletzung" oder „Wunde" bedeutet. Trauma ist in diesem Sinne also eindeutig *Folge eines Ereignisses* und bezeichnet nicht den äußeren Anlass, der zur Verletzung geführt hat. Hierzu kommentiert Rosmarie Barwinski Fäh (2002): „Schon bei der Übernahme des Begriffs in den seelischen Bereich durch Psychiater vor Freud hat die Bezeichnung gleichsam unter der Hand entscheidende Veränderungen ihres ursprünglichen Bedeutungsgehaltes erfahren. War und ist noch in der Medizin das Trauma – also die Wunde oder Quetschung – Folge eines Ereignisses, und nicht Ursache einer Verletzung, so wurde bereits bei Oppenheimer, Charcot, Janet und später durch Freud selbst „das Trauma" bis in das verletzende Ereignis hinein verlängert und zum Teil ausschließlich diesem gleichgesetzt" (S. 2). In den „Studien zur Hysterie" (1895) schreibt Freud dementsprechend „äußeren" Ereignissen eine traumatische Wirkung zu und ist davon überzeugt, dass reale Verführungserlebnisse durch „Bedienstete, Erzieher und Geschwister" jeder späteren hysterischen Störung zugrunde liegen – eine Behauptung, die er später, wie bereits erwähnt, aus gesellschaftspolitischen Gründen zurückzog und in die Innenwelt und den Phantasiebereich betroffener Menschen verlagerte.

Betrachtet man die Literatur zum Traumabegriff aus heutiger Sicht, findet sich eine umfangreiche Sammlung traumatischer Ereignisse: Am gebräuchlichsten ist die Unterscheidung zwischen *„Schocktrauma"* als singuläres Ereignis (Typ-I-Trauma nach Terr, L.C., 1995) sowie den Typ-II-Traumata der *kumulativen Traumatisierung* (Keilson, K., 1979) und der *sequentiellen Traumatisierung* (Khan, 1963). Während ein *Schocktrauma* durch massive äußere Ereignisse wie eine Vergewaltigung, Kriegserlebnisse, Arbeits- und Verkehrsunfälle oder Naturereignisse ausgelöst werden kann, ist das *kumulative Trauma* im Gegensatz hierzu kein einmaliges Ereignis. Es zeichnet sich dadurch aus, dass über einen längeren Zeitraum hinweg immer wieder belastende Erfahrungen gemacht werden, die als Einzelereignisse unterschwellig bleiben können, in ihrer zeitlichen Abfolge und Häufung jedoch die psychische Widerstandsfähigkeit eines Menschen so sehr schwächen können, dass insgesamt eine oft sogar schwer traumatische Verlaufsgestalt entsteht. Im Gegensatz hierzu bezeichnet die *sequentielle Traumatisierung* über eine zeitlich verteilte Polytraumatisierung hinaus eine in sich kohärente Verlaufsgestalt der traumatischen Erfahrung.

Definiert man *Trauma als Erlebnis* finden sich die Wurzeln dieses Verständnisses wiederum bei Freud: 1897 relativierte er seine Auffassung, dass neurotische Störungen immer auf reale äußere Verführungserlebnisse zurückgeführt werden müssten, indem er die Bedeutung innerer Faktoren hervorhob. In „Hemmung, Symptom und Angst" (1926) betonte er, das Wesentliche an der traumatischen Neurose sei die Erfahrung der Hilflosigkeit des Ichs angesichts einer unerträglichen Erregungshäufung – gleichgültig, ob äußeren oder inneren Ursprungs. „Indem er die *Hilflosigkeit des Ichs* als das Moment der Traumatisierung betrachtete, definierte er das Trauma als Erlebnis. Gleichzeitig erweiterte er den Ereignis-Erlebnis-Zusammenhang in seiner zweiten Traumatheorie, indem er auch inneren Faktoren eine traumatische Qualität zuschrieb" (Barwinski Fäh, a.a.O., S. 2 ff.). Diese Erweiterung des Konzepts führte in der späteren Theorieentwicklung zeitweise zu einer geradezu inflationären Verwendung des Begriffs Trauma, was zur begrifflichen Klarheit in keiner Weise beitrug. 1920 definiert Freud Traumata immerhin so, dass diese Aussage in ihren energetischen Aspekten auch heute noch Gültigkeit hat: Ein Trauma ist „ ... ein Erlebnis, welches dem Seelenleben innerhalb kurzer Zeit einen so starken Reizzuwachs bringt, dass die Aufarbeitung in normal gewohnter Weise missglückt, woraus dauernde Störungen im Energiebetrieb resultieren müssen ..." (Freud, 1920).

4. Operationalisierungsversuche

Trauma scheint also nicht gleich Trauma zu sein, und die Frage, ob ein Verkehrsunfall oder ein Banküberfall ein Trauma sind, ist demnach unsinnig, denn hier werden Ereignis und Folgen gleichgesetzt. Auch die immerhin in den 80er Jahren des letzten Jahrhunderts entstehenden *operationalisierbaren Definitionen* taten sich schwer und tasteten sich im Rahmen der großen *Diagnosesysteme* DSM und ICD erst allmählich an begriffliche Klarheit heran:

- Das *DSM-III* definierte 1980 die PTSD erstmals als *„posttraumatische Belastungsreaktion, akut"* (308.30) und *„postraumatische Belastungsreaktion, chronisch* oder *verzögert"* (309.81). Das sogenannte *A-Kriterium,* das traumatische Ereignis, wird definiert als „Vorliegen eines *erkennbaren Stressors,* der schwere Belastungssysymptome bei fast jedem Menschen verursachen kann.
- *DSM-III-R* (309.89, 1987) versuchte zu präzisieren: Es muss sich um *ein Ereignis* handeln, welches ..." außerhalb der üblichen menschlichen Erfahrung liegt und fast für jeden stark belastend wäre, z. B. ernsthafte Bedrohung des eigenen Lebens oder der körperlichen Integrität; ernsthafte Bedrohung oder Schädigung der eigenen Kinder, des Ehepartners oder naher Verwandter und Freunde; plötzliche Zerstörung des eigenen Zuhauses bzw. der Gemeinde; oder mit anzusehen, wie eine andere Person infolge eines Unfalls bzw. körperlicher Gewalt vor kurzem oder gerade ernsthaft verletzt wurde oder starb".

Es wurde also eine Klarstellung versucht, dass es sich nicht um ein „alltägliches Stressereignis" handelt, sondern dass dieses auf einem Stress-Kontinuum am äußersten Ende liegt.

- Das *DSM-IV* (1994) versuchte den Fokus vom *objektiven Ereignis* mehr auf die *subjektive Reaktion* des Betroffenen als Ausdruck einer einem Ereignis zugeschriebenen Wertigkeit, nämlich einer *wahrgenommenen Lebensgefahr,* zu lenken. Das *A-Kriterium* wurde dementsprechend aufgeteilt in
- einen *objektiven* Teil, welcher das *Trauma-Ereignis* beschreibt und
- einen *subjektiven,* welcher die *Reaktion* der Person auf das traumatische Ereignis erfasst – historisch ein wichtiger Meilenstein für eine adäquate Diagnostik von Menschen mit Traumafolgestörungen.

Es müssen nach *DSM-IV* also folgende Kriterien erfüllt sein:

„*(1) die Person erlebte, beobachtete* oder war mit einem oder mehreren *Ereignissen konfrontiert,* die den *tatsächlichen* oder *drohenden Tod* oder *ernsthafte Verletzung* oder *eine Gefahr der körperlichen Unversehrtheit* der *eigenen Person* oder *anderer Personen* beinhalten.

(2) Die Reaktion der Person umfasst intensive Furcht, Hilflosigkeit oder Entsetzen".

ICD-10 (F 43.0, 1, 1994) wiederum orientierte sich am DSM-III und definiert PTSD als eine „*verzögerte* oder *protrahierte Reaktion* auf ein *belastendes Ereignis* oder eine *Situation außergewöhnlicher Bedrohung* oder *katastrophenartigen Ausmaßes* (kurz oder langanhaltend), die bei *fast jedem* eine *tiefe Verzweiflung* hervorrufen würde".

5. Das Verlaufsmodell psychischer Traumatisierung

Aus dieser noch immer unscharfen Verwendung des Traumabegriffs entwickelten Fischer & Riedesser (1999) ein Verständnis, welches sowohl die Relation von *Außenereignis* und *Bewältigungsmöglichkeiten* als auch den *situativen Kontext* berücksichtigt und einbezieht bzw. darauf hinweist, dass traumatische Erfahrungen in ihrem *dynamischen Verlauf* verstanden werden müssen. Sie unterscheiden dementsprechend zwischen

- der „*traumatischen Situation*",
- der „*traumatischer Reaktion*" und
- dem „*traumatischen Prozess*",

drei unterscheidbaren Momenten, die aufeinander bezogen sind und eine einzige dynamische Verlaufsgestalt bilden (s. Abb. 4).

Die *traumatische Situation* ist dabei gekennzeichnet durch die *Unmöglichkeit* einer *subjektiv angemessenen Reaktion auf gegebene Bedingungen:*

- die *objektive Situationsanalyse,* welche die Situationsstrukturen, das zentrale Thema der Situation und den situativen Kontext zu erfassen versucht, steht
- der *subjektiven Situationsanalyse* gegenüber, welche die *Ereigniskonstellation* und die *tatsächlichen Handlungsmöglichkeite*n und die *jeweilige Bedeutungszuschreibung* des Individuums berücksichtigen muss.

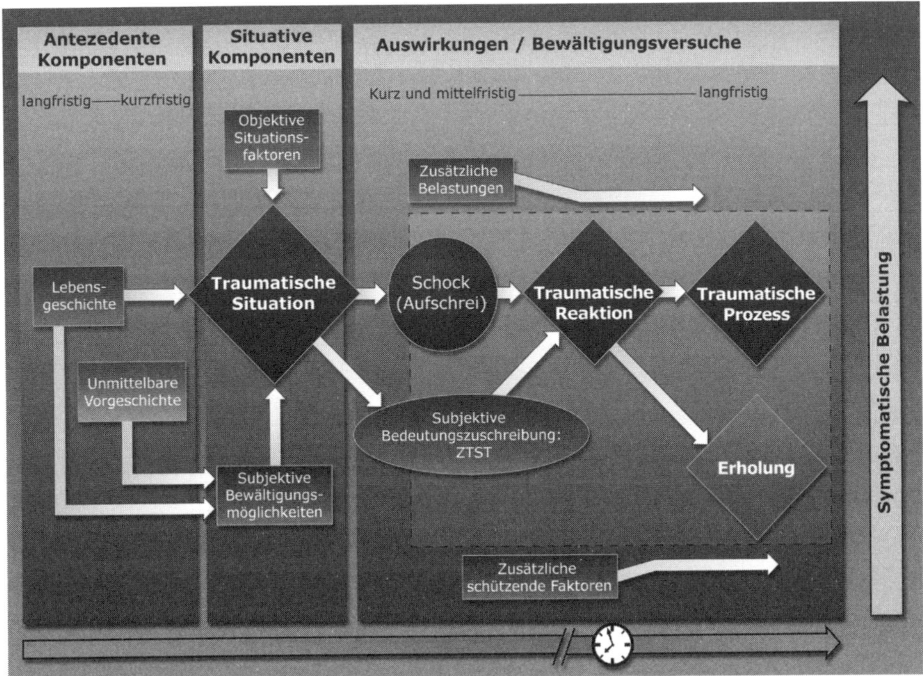

Abb. 4: Verlaufs-Modell der psychischen Traumatisierung, nach Fischer & Riedesser (1999)
Mit freundlicher Erlaubnis von Dr. Dr. Damir del Monte

Die *traumatische Reaktion* thematisiert die *Verarbeitungsmöglichkeiten* eines Menschen, d.h. die subjektive Verarbeitungskapazität des Individuums und knüpft an die *prätraumatische Persönlichkeitsstruktur* an. Sie hängt ab von der *Resilienz,* also der psychischen Widerstandskraft des Betroffenen, d.h. von der Relation vorhandener *Schutz-* und *Risikofaktoren* und damit von dem, was innerpsychisch als *verinnerlichte Gruppendynamik* repräsentiert ist, aber auch dem, was dem Betroffenen an aktueller *umgebender Gruppendynamik* und damit an *sozialer Unterstützung* zur Verfügung steht. Werden die Verarbeitungsmöglichkeiten des betroffenen Individuums in der peritraumatischen Situation überschritten, entsteht das, was Fischer & Riedesser als „Riss zwischen Individuum und Umwelt" (a.a.O.) und der amerikanische Traumatherapeut J. Lindy (1993), der überwiegend mit traumatisierten Vietnamkriegs-Veteranen arbeitete, als „Riss in der Trauma-Membran" bezeichneten.

Daraus entwickelt sich bei unzureichenden Selbstheilungsmöglichkeiten und gescheiterten Selbstheilungsversuchen der *traumatische Prozess,* ein individueller und sozialer Vorgang, in welchen die Täter-Opfer-Beziehung bzw. das soziale Netzwerk des Betroffenen einbezogen sind und welcher ein *kurzfristiger* oder *längerdauernder Störungsprozess* mit *physiologischer Konsolidierung* sein kann, bei lebensgeschichtlich frühen traumatischen Erfahrungen ein *Prozess,* der das ganze Leben und die Entwicklung der *Persönlichkeitsstruktur* bestimmt, womit das Trauma in psychische Struktur verwandelt werden kann („Sequestrierung").

Fischer & Riedesser (1999) haben vor dem Hintergrund dieses Verständnisses die traumatische Erfahrung daher relational und ökologisch definiert:

> „Psychische Traumatisierung lässt sich definieren als *vitales Diskrepanzerlebnis* zwischen *bedrohlichen* (überwältigenden) *Situationsfaktoren* und den *individuellen Bewältigungsmöglichkeiten,* das mit Gefühlen von *Hilflosigkeit* und *schutzloser Preisgabe* einhergeht und so eine *dauerhafte Erschütterung* von *Selbst-* und *Weltverständnis* bewirkt."

Damit wird klar, dass sich die Definition des *„psychischen Traumas"* sinnvollerweise nur auf solche Ereignisse und Erfahrungen anwenden lässt, welche die Stress-Verarbeitungskapazität eines Menschen übersteigen und das *Stress-Verarbeitungssystem* zum Entgleisen bringen. Demzufolge können entsprechende Ereignisse also physiologisch nicht adäquat verarbeitet und damit auch nicht „vergessen" werden. Damit wird auch der Unterschied zwischen *Stress-Belastungs-Situationen* und *traumatogenen Situationen* deutlich.

Durch die *Heftigkeit und Intensität* oder *Plötzlichkeit des Auftretens* werden die Betroffenen in einen *ungeschützten Angst-Schreck-Schock-Zustand* versetzt. Dementsprechend kann eine Situation dann *traumatische Qualität* bekommen,

- wenn sich ein Mensch *plötzlich,*
- aber auch *lang anhaltend*
- oder *permanent ansteigend*

einer bedrohlich-ängstigenden Situation *ausgeliefert fühlt,*

- auf die er sich *nicht* (mehr) *einstellen* oder sich ihr *anpassen* kann
- und ihr auch *nicht entkommen* kann, sondern von ihr überrollt wird und dadurch in eine Art *Schock-* bzw. *Verwirrungs-* oder *Lähmungszustand* gerät. Dies kann auch geschehen, wenn jemand „nur" Augenzeuge erschreckender oder erschütternder Ereignisse wird, die jenseits alles bisher Erlebten liegen (Besser 2001).

Psychologisch gesehen handelt es sich beim Psychotrauma also um ein

- Diskrepanzerleben zwischen Ausmaß und/oder Intensität der Bedrohung und den individuellen Bewältigungsmöglichkeiten,
- mit Gefühlen von Todesangst, extremer Hilflosigkeit (Ohnmacht), Schutzlosigkeit, Ausgeliefertsein und
- einer dauerhaften Erschütterung des „Urvertrauens".

Der Begriff des Psychotraumas lässt sich auch durch die vier *„Fs"* charakterisieren: *No fight, no flight, freezing* und *Fragmentierung.* D. h. die traumatische Situation ist gekennzeichnet durch die fehlende Möglichkeit zu *kämpfen* oder zu *fliehen,* durch einen Zustand der Erstarrung *(„freezing")* sowie eine *Fragmentierung,* d.h. die fehlende ganzheitliche Enkodierung des Erlebten mithilfe der Hippocampus-Formation (dem „Archivar" unseres Hirns). Es sind also die bei allen Lebewesen onto- und phylogenetisch verankerten Reaktionsmöglichkeiten auf Angst und Bedrohung – nämlich mit Kampf oder Flucht zu reagieren – *blockiert!*

Die Vorteile des von Fischer & Riedesser entwickelten Verlaufsmodells liegen darin, dass

1. die Verwirrung darüber, ob „das Trauma" nun „innen" oder „außen" stattfindet, geklärt wird, indem zwischen der *traumatischen Situation,* der *psychophysiologischen Reaktion* und dem folgenden „inneren", *seelischen Verarbeitungsprozess* differenziert wird.
2. Indem die Autoren „psychische Traumatisierung" in Form eines Verlaufsmodells beschreiben, wird die *zeitliche Dimension* in das Konzept eingeführt, wobei eine zeitliche Situierung der mit traumatischen Erfahrungen einhergehenden seelischen Phänomene und eine Einbindung in die Lebensgeschichte möglich wird.
3. Von traumatischer Situation, traumatischem Prozess und dessen Folgen zu sprechen, beugt einer unscharfen Ausweitung des Begriffs vor und verhindert eine Bagatellisierung erlebter Erfahrungen und dient der klaren Abgrenzung gegenüber vielleicht auch belastenden, aber konstruktiven, d.h. für die Persönlichkeitsentwicklung förderlichen Verarbeitungsprozessen.

6. Trauma nochmals aus neurobiologischer Sicht

Zusammen und mit Hilfe des Göttinger Biologen und Hirnforschers Gerald Hüther konnte ein Modell erarbeitet und Anfang 2010 veröffentlicht werden (Hüther et al., 2010), welches angesichts der neuen Erkenntnissen zur neuronalen Plastizität vor allem das Hebbsche Gesetz und die daraus folgenden „Verschaltungen“ in den Blickpunkt nimmt und darüber traumatische Ereignisse aus neurobiologischer Sicht sehr viel verständlicher werden lässt.

Die folgenden Abschnitte sind Auszüge aus dieser Veröffentlichung (S. 19–23):

„Zu einer schweren psychischen Traumatisierung kann es immer dann kommen, wenn Menschen in die sog. *„Traumatische Zange“* geraten, d.h., wenn sie lebensbedrohliche, Hilflosigkeit und Ohnmachtsgefühle auslösende und damit unkontrollierbare Situationen erleben. Häufig geschieht dies durch Unfälle, durch Verkehrs- oder Naturkatastrophen, durch Gewalterlebnisse, im Zusammenhang mit schwerer Vernachlässigung in der Kindheit, durch körperliche und sexuelle Misshandlungen, insbesondere, wenn die Täter Bindungspersonen sind. Aber auch der plötzliche Verlust vertrauter Menschen, lebensbedrohliche Erkrankungen und Erfahrungen von Tyrannei, Folter oder Vertreibung sind wichtige Auslöser psychischer Traumatisierung. „Ganz besonders reich an psychischen Ursachen des Irreseins ist der Krieg ... Der Grund liegt ... hauptsächlich ... in der dauerhaften Schädigung durch ... tiefgreifende, anhaltende gemütliche Erregungen ...“ erkannte Emil Kraepelin (S. 125) bereits 1909, also lange bevor im Vietnamkrieg traumatisierte Soldaten mit schwersten Symptomen und Persönlichkeitsveränderungen genauer untersucht wurden und das Störungsbild Posttraumatische Stresserkrankung (PTSD) 1980 in das DSM III aufgenommen wurde.

Zum Symptomspektrum posttraumatischer Störungen zählen akute und chronische Angst, Panikattacken, Flashbacks, Unruhe, Konzentrationsstörungen, Schlafstörungen, Albträume, Übererregung, Gereiztheit, Leistungsversagen, Vermeidungsverhalten, Phobien, Depressivität, somatoforme Störungen, Kontakt- und Beziehungsstörungen, selbstverletzendes Verhalten, Substanzmissbrauch, Suchtentwicklung, Zwangsstörungen, psychotische Zustände oder gar – wenn es sich um frühe sequentielle Traumatisierungen handelt – schwere Persönlichkeitsstörungen und verschiedene Stufen dissoziativer Identitätsstörungen. Bei Patienten, die diese Symptombilder als Folge einer psychischen

Traumatisierung entwickelt haben, macht es wenig Sinn, nach genetischen Ursachen dieser Pathologien zu suchen. Umso interessanter sind diese, ganz offensichtlich durch konkrete Lebenserfahrung herausgebildeten Phänomene für Neurobiologen geworden, zumindest seit sich ihre Erkenntnisse über die *erfahrungsabhängige Neuroplastizität*, über *multiple Kopplungsphänomene* und die *nutzungsabhängige Bahnung* neuronaler Verschaltungsmuster als allgemein akzeptierte Vorstellungen zur Erklärung der Herausbildung bestimmter Denk- und Verhaltensweisen, psychoaffektiver Zustände und psychosomatischer Reaktionsmuster von Menschen durchzusetzen beginnen (Perry et al., 1995; van der Kolk, 2007; Schore, 2007; Hüther und Sachsse, 2007).

Ausgehend von diesen neueren Erkenntnissen über die Mechanismen der neuronalen Verankerung subjektiv gemachter Erfahrungen, ist es nicht länger erstaunlich, sondern zwangsläufig zu erwarten, dass traumatisierte Menschen in Abhängigkeit von ihren bisher gemachten Erfahrungen, ihrem Alter, ihrer ethnischen Herkunft, ihrem Geschlecht etc. sehr unterschiedliche Symptomatiken entwickeln. Ebenso zwangsläufig muss es zu einer fortschreitenden Verfestigung dieser, durch psychische Traumatisierung ausgelösten Symptombildungen kommen, wenn die Betroffenen mit ihrer traumatischen Erfahrung allein gelassen und nicht rechtzeitig durch kompetente Therapeuten bei der Integration ihrer traumatischen Erlebnisse in ihren jeweiligen Erfahrungsschatz unterstützt werden. Aus der neurobiologischen Perspektive ist auch vorhersagbar, dass die bei depressiven, aggressiv-impulsiven, schwer neurotischen, psychotischen, obsessiven oder suchtbedingten psychiatrischen Erkrankungen traditionell eingesetzten therapeutischen Maßnahmen bei traumatisierten Patienten meist wirkungslos bleiben oder deren Zustand gar verschlechtern.

Dieser neurobiologische Ansatz der erfahrungsabhängigen Plastizität, der *Kopplung simultan aktivierter Netzwerke* und der nutzungsabhängigen Bahnung neuronaler Verschaltungsmuster hat sich bisher jedoch noch nicht allgemein in der Medizin, vor allem nicht bei Allgemeinmedizinern durchgesetzt, die diesen Patienten mit ihren vielgestaltigen somatoformen Störungen in ihrer Praxis häufig begegnen. Auch all jenen Personen, die außerhalb eines therapeutischen Kontextes mit traumatisierten Personen als Behörde, als Juristen, als Lehrer und Erzieher oder Lebenspartner in Beziehung treten, fehlt oft ein tieferes Verständnis für die Vorgänge, die sich hinter der Symptomatik verbergen.

Monotraumatisierung und ihre Folgen

Jeder Mensch entwickelt im Lauf seines Lebens ein mehr oder weniger reichhaltiges und effektives Spektrum an Strategien zur Bewältigung von Herausforderungen und psychischen Belastungen. Das neurobiologische Korrelat dieser Bewältigungsstrategien sind mehr oder weniger komplexe neuronale Verschaltungsmuster, die als innere Repräsentanzen in Folge der erfolgreichen Nutzung bestimmter Netzwerke bei der Lösung von bisher angetroffenen Problemen gebahnt worden sind. Dabei sind früh erworbene Regelkreise und Reaktionsmuster in den älteren und tiefer liegenden Bereichen des Gehirns, jüngere Erfahrungen in den zuletzt herausgeformten, höheren Bereichen des Cortex in Form entsprechender Netzwerke nutzungsabhängig stabilisiert worden.

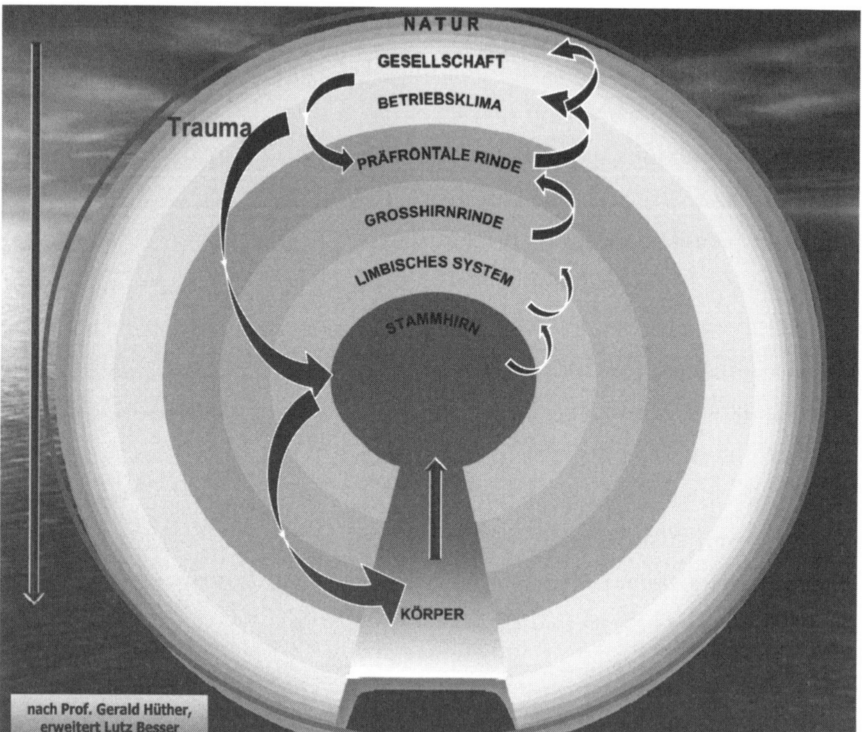

Abb. 5: Das „Zwiebelschalenmodell" des Gehirns: Als bildliche Vorstellung eignet sich hier das „Zwiebelschalenmodell" des Gehirns. Dabei symbolisieren die nach oben gerichteten Pfeile die Einfluss- und Entwicklungsrichtung, die nach unten gerichteten Pfeile das „Durchschlagen" traumatischer Erfahrungen bis auf die Ebene des Stammhirns mit beobachtbaren Reaktionen in der Körperperipherie (aus: Zeitschrift „Trauma & Gewalt", Heft 1/2010, S. 20, mit freundlicher Genehmigung der Autoren)

In einer sehr vereinfachenden Weise lassen sich die im Verlauf der Hirnentwicklung sequentiell herausgeformten Verarbeitungsebenen mit dem Aufbau einer Zwiebel vergleichen. Die neuronalen Verschaltungen in den jüngeren, zuletzt herausgeformten äußeren Schalen sind komplexer, die in den älteren, sehr früh herausgeformten inneren Schichten sind einfacher, funktionieren aber effizienter, wenn es zu schweren passageren Störungen der Hirnfunktion bei psychischen Belastungen und den damit einhergehenden Stress- und Notfallsituationen kommt. Unter solchen Bedingungen entsteht in den höheren, komplexeren Netzwerken der präfrontalen Rinde sehr schnell eine so starke Übererregung, dass dort kaum noch handlungsleitende Erregungsmuster generiert werden können. Es kommt dann zum Rückfall in alte, während der Kindheit und Jugend herausgeformte Verhaltens-, Denk,- und Gefühlsmuster und damit einhergehenden Körperreaktionen, weil in diesen alten Strukturen auch bei hoher Erregung noch hinreichend stabile, handlungsleitende Muster abgerufen werden können.

Bei noch stärkerer, überschießender und sich im Hirn ausbreitender Erregung durch unkontrollierbare psychische Belastungen, also Traumata = Bedrohung mit (Todes-) Angst und Ausweglosigkeit („inescapable shock“), werden auch diese älteren Muster nicht mehr abrufbar. Es kommt dann – ähnlich wie in einem Fahrstuhl, bei dem es von den höheren Ebenen rapide abwärts zu den ältesten, am tiefsten liegenden Ebenen geht – zur Übernahme der Verhaltenssteuerung durch jene neuronalen Netzwerke, die selbst bei größter Erregung noch immer zuverlässig funktionieren: Die archaischen, im Hirnstamm angelegten Notfallprogramme. Sie übernehmen jetzt die Kontrolle der Verhaltensregulation. Es kommt zur Flucht, wenn das nicht geht, zum Angriff, und wenn beides nicht mehr möglich ist, zur ohnmächtigen Erstarrung (Submission, „Totstellreflex“, „shut-down“).

In diesem von Hilflosigkeits- und Ohnmachtsgefühlen sowie den damit einhergehenden Körperreaktionen gekennzeichneten Zustand kommt es initial zu einer *Sympathikus*-mediierten Übererregung (Vorbereitung auf Angriff oder Flucht), bei Erfolglosigkeit dieser Reaktionsmuster dann nachfolgend zu einer *Parasympathicus*-mediierten Erschlaffung (Totstellreflex), jenem charakteristischen Erstarrungs- und Schockzustand.

Dabei werden die Wahrnehmung, die räumlich-zeitliche Einordnung *(Hippocampus)* und die assoziativen und ordnenden Fähigkeiten des Bewusstseins *(Frontalhirnfunktionen)*, die normalerweise den sensorischen Input zu einem zusammenhängenden

Erlebnis und einer später abrufbaren Erinnerung verknüpfen, außer Kraft gesetzt. *Versprachlichung* (Broca-Sprachzentrum) und *Kontextualisierung* des Erlebten (Hippocampus und Frontalhirn) gelingen nur unzureichend. Der Volksmund drückt es in den Formulierungen „... mir fehlen die Worte", „... es macht mich sprachlos" und „... ich kann es nicht fassen" aus. Kennzeichnend für traumatische Erfahrungen ist die fragmentarische Speicherung der sensorischen Erlebnisdetails, eine Art Splitterbildung im Gedächtnis – bildhaft gesprochen: wie bei einem zersprungenen Spiegel.

„Neurons that fire together, wire together" heißt das bereits erwähnte und von Donald Hebb (1949) beschriebene Prinzip, das dazu führt, dass all jene neuronalen Verschaltungsmuster und synaptischen Netzwerke, die in diesem Schockzustand gleichzeitig aktiviert werden, außerordentlich fest miteinander verknüpft, aneinander gekoppelt werden – und zwar umso intensiver, je stärker die damit einhergehende Aktivierung emotionaler Zentren und die von dort stattfindende Ausschüttung neuroplastisch wirksamer Botenstoffe (vor allem von Katecholaminen) ist.

Auf diese Weise werden die in der traumatischen Situation aktivierten neuronalen Netzwerke für bestimmte *Sinneswahrnehmungen* (kortikale Netzwerke für die Verarbeitung akustischer, optischer, taktiler, olfaktorischer Reize) nicht nur direkt mit den in dieser Situation aktivierten Netzwerken im *limbischen System* für die Generierung von Angst und Furcht verknüpft, sondern ebenso eng mit den für die Regulation *körperlichen Reaktionen* zuständigen Netzwerken im Stammhirn (Herzfrequenz- und Blutdruckveränderungen, Verkrampfung, Erstarrung, Umsichschlagen etc.). In der nachfolgenden Bewertung werden dann auch noch die auf den höchsten Verarbeitungsebenen, im *präfrontalen Cortex* aktivierten Netzwerke (Bewertungen der eigenen Hilflosigkeit, Ohnmacht, Unfähigkeit, vermeintlichen Schuld und Minderwertigkeit) an diese in der traumatischen Situation entstandenen Koppelungen angebunden.

Die Folge dieser *komplexen Kopplungsphänomene* ist – im Bild des Zwiebelmodells – die Ausbildung eines der kognitiven Bewertung nicht mehr zugänglichen „Schachtes". Vergleichbar ist dieser Schacht mit tiefen, bis ins Innere der „Zwiebel" reichenden Bahnungen in Form miteinander verkoppelter Netzwerke für einzelne Reaktionsmuster, und zwar auf der Ebene der *Kognition,* und damit der Bewertungen (Lebensgefahr, Ohnmacht, Hilflosigkeit, Inkompetenz, Schuld), auf der Ebene der Verarbeitung sinnlicher Wahrnehmungen (optische, akustische, olfaktorische etc. Sinneseindrücke), auf der Ebene der *emotionalen Regulation* (Angst, Ekel, Ohnmacht etc.) sowie auf der Ebene *körperlicher Reaktionen* (Angstschweiß, Herzrasen, Atemnot, Erstarrung, Verkrampfung etc.).

Ein solches traumabedingtes, schachtartig verkoppeltes Netzwerk ist erneut in Abb. 6 veranschaulicht. Erweitert man die Metapher des Schachtes zu einem *Fahrstuhlschacht,* so wird damit auch deutlich, dass in einem durch einen Schlüsselreiz/Trigger angestoßenen traumabasierten Netzwerk der Fahrstuhl immer automatisch bis auf die unterste Etage, die Stammhirnebene, hinabsaust: dort werden körperliche, vegetativ gesteuerte Reaktionen ausgelöst.

Durch die extrem intensive Kopplung und Bahnung der dabei *simultan aktivierten Verschaltungsmuster* kommt es, als Folge des traumatischen Erlebnisses, zu der für Monotraumatisierungen typischen Symptomatik. Diese Kopplungen führen dazu, dass später immer dann, wenn eines dieser Netzwerke durch Schlüsselreize *(Trigger),* aktiviert wird – durch das erneute Auftauchen einer damals gemachten sinnlichen Wahrnehmung, durch eine damals eingenommene Körperhaltung, ein damals empfundenes Gefühl oder eine erneute Bestätigung der damals erlebten Ohnmacht-, das gesamte aneinander gekoppelte Muster aktiviert wird *(Flashback).* Jede Erregung eines Netzwerkes auf einer dieser Ebenen führt zur Reaktivierung der damals entstandenen Kopplungen, wirkt also gewissermaßen wie ein Hineinfallen in den alten, durch den tiefen Einschnitt gebildeten und in Form miteinander verkoppelter Netzwerke stabilisierten Schacht.

Betroffene leiden also häufig durch diese miteinander verkoppelten Bilder, Gedanken, Gefühle, Verhaltensweisen und Körperreaktionen – meist durch Schlüsselreize im Alltag ausgelöst – an plötzlich einschießenden Rückblenderinnerungen („Flashbacks") in Form von nicht steuerbaren belastenden, stressvollen Erinnerungsfragmenten bzw. überflutenden Hyperamnesien oder – für sie besonders irritierend – an nicht zuzuordnenden affektiven und körperlichen Erregungs- oder Abschaltzuständen oder persistierenden negativen Überzeugungen.

Die betreffenden Personen versuchen, diese Flashbacks und die damit einhergehenden Stress- und Belastungsreaktionen zu vermeiden. Also müssen sie nach Strategien suchen, die geeignet sind, die ständige Gefahr des erneuten „Hineinfallens" in diesen, aus gekoppelten Erregungsmustern gebildeten Schacht zu verhindern, z.B. durch Verdrängung, Abspaltung, zwanghaftes Vermeiden, Ablenkung, Aufregung etc. Diese Strategien werden als erfolgreich eingesetzte *Bewältigungsstrategien* unter Beteiligung der Aktivierung des sog. „Belohnungssystems" (Dopamin-Ausschüttung mit entspre-

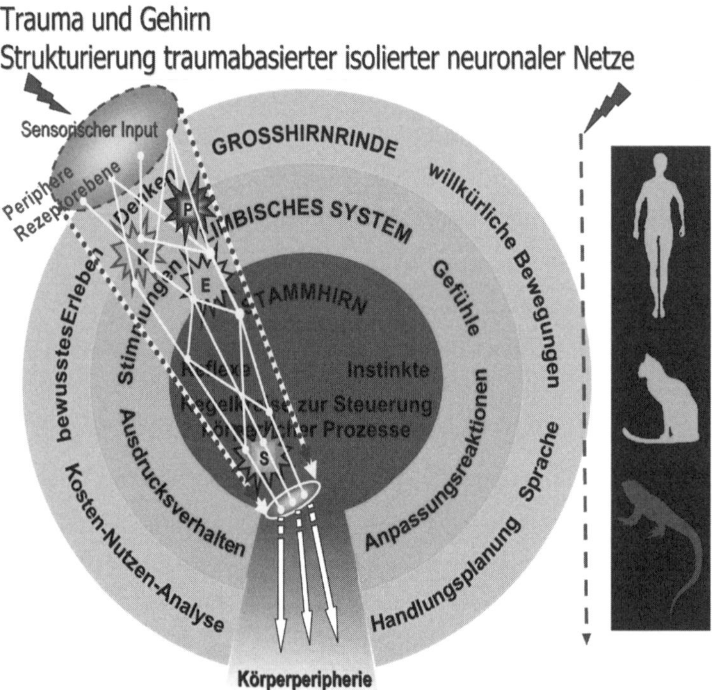

Abb. 6: „Zwiebelschacht" (bei Monotraumatisierungen) – Primäre strukturelle Dissoziation (aus: Zeitschrift „Trauma & Gewalt", Heft 1/2010, S. 22, mit freundlicher Genehmigung der Autoren)

chenden neuroplastischen Wirkungen) gebahnt. Sie werden somit, je häufiger sie aktiviert werden, um so effektiver, selbst dann, wenn sie sich später und langfristig für die weitere eigene Lebensgestaltung als zunehmend maladaptiv erweisen. Dies kann sich z.B. auch in Alkohol- und Drogen-Abusus oder sexuellen Überaktivitäten äußern.

Es handelt sich hierbei also nicht um Strategien zur Bewältigung und Integration des erlebten Traumas, sondern um *Strategien zur Überwindung,* Umschiffung oder Unterdrückung der durch das Trauma verursachten und durch die Kopplungsphänomene entstandenen Symptome. Posttraumatische Belastungsstörungen (PTBS) zeigen sich klinisch in Symptomen des Wiedererlebens (Intrusionen), der Vermeidung (Konstriktion), der Übererregung (Hyperarousal) und der emotionalen Dissoziation (Anhedonie, 'numbing')" (Hüther et al., 2010).

[**Ende des Zitats von Seite 146**]

Es ist leicht vorstellbar, um wie viel komplexer die neuronalen Verschaltungen bei multiplen und sequentiellen Traumatisierungen werden können, dass dann ein „Traumaschacht" immer breiter werden oder es mehrere davon geben kann. Vielleicht ist auch vorstellbar, um wie viel komplexer dann das therapeutische Vorgehen gegenüber einer Monotraumatisierung sein muss. Aus Platzgründen muss hier für detaillierte Ausführungen und das therapeutische Vorgehen allerdings auf die Originalarbeit verwiesen werden.

Zusammenfassend kann nochmals festgehalten werden, dass es sich bei Traumafolgestörungen – neurobiologisch gesehen – um *neuronale Kopplungsphänomene,* um eine Überaktivität der *Amygdala* („Feuermelder" des Gehirns), aller *Stresshormone,* der *rechten Hirnhemisphäre* insgesamt, um eine Hemmung der Aktivitäten von *Hippocampus, Broca-Areal* und dem *präfrontalen Cortex* sowie der *linken Hemisphäre* insgesamt und damit um das *Fehlen eines Transfers* zwischen rechter und linker Hirnhemisphäre handelt – generell also um den Zusammenbruch des Stressverarbeitungssystems mit schwerwiegenden Symptomfolgen.

Ein kritisches Ereignis kann dementsprechend traumatische Qualität erhalten, wenn mögliche Schädigungen der Neurophysiologie des Gehirns und unzureichende Verarbeitungsmöglichkeiten der *Selbstheilungskräfte* bestehen. Im Sinne von Horowitz, Piaget und Fischer (Fischer 1999) kann darüber hinaus Trauma handlungstheoretisch auch als *„unterbrochene Handlung"* („unfinished business") mit der *„Tendenz zur Vollendung"* bezeichnet werden – aufgrund des unterbrochenen Informationsflusses in den Informationssystemen des Gehirns. Die traumatische Erfahrung wird verstanden als *„unterbrochene Handlung"* in einer *existentiell wichtigen Kampf-* oder *Flucht-Situation* – es ist weder möglich zu kämpfen noch zu fliehen – die traumatische Reaktion ist also die Antwort auf die Frage: „Was tun wir, wenn wir nichts mehr tun können?" Es erfolgt eine maximale physiologische *Bereitstellungsreaktion,* aber die unterbrochene Handlung kann nicht und muss aber doch in irgendeiner Weise zu Ende geführt werden. Das dynamische Motiv, diese Handlung zu Ende zu führen, nannte der nordamerikanische Psychoanalytiker und Traumaforscher Mardy Horowitz die „completion tendency" (Horowitz, 1976), die Vollendungstendenz einer Handlung – eine Begrifflichkeit, die unter Einbeziehung physiologischer Komponenten über den Erklärungswert des *Wiederholungszwangs* hinausgeht und sich im Sinne des *Zeigarnik-Effektes* langfristig in einer Tendenz zur Wiederaufnahme unterbrochener Handlung zeigt.

7. Psychotraumatologie – eine immer noch neue wissenschaftliche Disziplin

Nach den Leitlinien der Arbeitsgemeinschaft der Wissenschaftlichen Medizinischen Fachgesellschaft (AWMF, Flatten et al. 2001) zählen heute zu den (potentiell) traumatischen Ereignissen erlebte körperliche und sexualisierte Gewalt, auch in der Kindheit (sog. sexueller Missbrauch), Vergewaltigung, gewalttätige Angriffe auf die eigene Person, Entführung, Geiselnahme, Terroranschlag, Krieg, Kriegsgefangenschaft, politische Haft, Folterung, Gefangenschaft in einem Konzentrationslager, Natur- oder durch Menschen verursachte Katastrophen, Unfälle oder eine lebensbedrohliche Diagnose. Im weiteren Sinne kann man von einem *„Traumaspektrum"* aus Störungsbildern sprechen, bei denen eine psychotraumatische Verursachung diskutiert wird oder bereits nachgewiesen ist. Um dieser Komplexität des Gegenstandes und der Vielfalt möglicher Folgeerscheinungen gerecht zu werden, hat sich inzwischen weltweit eine neue wissenschaftliche Disziplin, die „Psychotraumatologie" herausgebildet. Einen wichtigen Meilenstein hierzu bildete die Gründung des Deutschen Instituts für Psychotraumatologie (DIPT e.V.) im Jahr 1991, zu einer Zeit, wo in Deutschland noch kein Mensch von „Trauma" oder „Traumafolgestörungen" sprach.

Psychotraumatologie versucht Heilbehandlung durch *„Dialog* und *therapeutische Beziehungsgestaltung"* (Fischer, 2007) zu realisieren und ist insofern mehr und etwas anderes als die Verwendung von therapeutischen Techniken. Dies kommt dem sehr nahe, was David Grand als *„dual attunement"* benennt und praktiziert. Auch wenn in der Psychotraumatologie behaviorale Übungsverfahren (z.B. sog. imaginative Stabilisierungstechniken) ihren Platz haben, gilt der Grundsatz des *Vorrangs der Beziehung vor Technik:* Trauma darf nicht als eine isolierte „Verletzung" analog einer körperlichen „Wunde" aufgefasst, sondern muss im Kontext sozialer Beziehungen verstanden werden – erst recht, wenn es sich bei der traumatischen Erfahrung um durch Menschen verursachte Schädigungen („man-made-disaster") handelt. Traumatherapie ist also nicht das „Flicken" oder vielleicht sogar Verdecken „seelischer Wunden". *Heilung* bedeutet vielmehr die Chance, den traumatisch unterbrochenen, lebenslangen Entwicklungsprozess wieder aufzunehmen und ihn – auf einer neuen Stufe – fortzusetzen (Fischer, 2000a). Dabei sollte die therapeutische Praxis auf einer individuellen Fallkonzeption aufbauen und durch Regeln der Therapieführung angeleitet werden, die bei der Entscheidung helfen, in welchem Prozessstadium bei welchem Patienten angesichts welcher Situationsdynamik welche therapeutische Technik und Behandlungskonzeption hilfreich sein kann. Dies gilt auch für den Einsatz von Brainspotting, denn dieses Verfahren darf nicht nach dem „Gießkannen-Prinzip" eingesetzt werden und erst Recht nicht, wenn ich ansonsten als Therapeut nicht mehr weiterkomme. Vielmehr muss sehr sorgfältig ein Rahmen gesetzt und geprüft werden, wann der Klient oder Patient soviel an Vertrauen aufgebaut hat, dass er sich auf eine unbekannte Reise einlassen kann.

Traumatherapie kann dabei als ein Beispiel einer ätiologieorientierten Psychotherapie verstanden werden, die sich mittlerweile nicht nur bei Patienten mit einer Posttraumatischen Belastungsstörung (F 43.1 nach ICD) bewährt, sondern auch bei den Folgen von Extrembelastungen (F 62.0) und anderen Persönlichkeitsstörungen. Typisch ist hier bei den meisten Verfahren ein phasenspezifisches Vorgehen mit einer *Stabilisierungsphase,* dem *Durcharbeiten* der traumatischen Situation und *Integration* der traumatischen Erfahrung in den Lebensentwurf der Persönlichkeit. Hier wird nicht nur die Entstehungsgeschichte der Störung, sondern ätiologieorientiert auch ihre Ursache in die Behandlung einbezogen. *Ressourcen-* und *Lösungsorientierung* sind dabei ebenso selbstverständlich wie verhaltenstherapeutische und kognitive Übungselemente. Angesichts des bei Brainspotting so wichtigen Beziehungsaufbaus („dual attunement") ist meistens eine explizite Stabilisierungsphase nicht notwendig – der Klient/Patient wird sehr schnell die Erfahrung machen, dass er sich auf die Selbstregulationsfähigkeiten seines Stressverarbeitungssystems verlassen kann, sofern die Dosierung des Angebotes des Therapeuten der Problematik des Patienten angepasst ist.

Zur Verhinderung langfristiger psychischer Traumafolgen und im Rahmen einer *Frühintervention* ist es hilfreich, über geeignete Screeninginstrumente zur Früherkennung zu verfügen. Hier eignet sich in besonderer Weise der sog. *„Kölner-Risiko-Index"* (KRI), der mittlerweile für Opfer von Gewalttaten, Banküberfällen, Unfällen und für die Auswirkungen militärischer Einsätze vorliegt. Mit dessen Hilfe können Betroffene in die drei Gruppen der „Selbsterholer", „Wechsler" und Risikobetroffenen, eine PTBS zu entwickeln, eingeteilt werden. *„Selbsterholer"* sind Betroffene, die mit hoher Wahrscheinlichkeit das traumatische Ereignis mit eigenen Ressourcen im Laufe der Zeit im Sinne eines natürlichen Verarbeitungsprozesses bewältigen werden. „Wechsler" stehen sozusagen „auf der Kippe" – sie können, wie die „Selbsterholer", das Ereignis bewältigen, sie können jedoch auch durch das Auftreten weiterer Belastungen und ungünstiger Umfeldbedingungen zu Risikobetroffenen werden. Unter *Risikopersonen* versteht man Betroffene, bei denen die Wahrscheinlichkeit hoch ist, dass sie ohne psychotherapeutische Unterstützung Belastungssyndrome bis hin zu einer Posttraumatischen Belastungsstörung entwickeln werden.

Die frühzeitige Zuordnung Betroffener zu den jeweiligen Gruppen ist insofern von Bedeutung, als die prognostizierten Verläufe unterschiedliche Hilfs- und Unterstützungsangebote erforderlich machen, um einer physiologischen Verfestigung der traumatischen Erfahrung und damit einem chronischen Verlauf vorzubeugen. Hierzu lassen sich gruppenspezifische Interventionsleitlinien ableiten, wozu auch das auf elektronischer Basis für die Therapieplanung und Dokumentation entwickelte *Kölner Dokumentationssystem für Psychotherapie und Traumabehandlung* (KÖDOPS, Fischer, 2000b) entwickelt wurde. Über eine systematische Dokumentation der therapeutischen Ausgangslage, von Therapieverlauf und -ergebnis ermöglicht die Software eine Planung und Evaluation psychotherapeutischer Behandlungen – sozusagen eine Navigationshilfe für schwierige therapeutische Gelände- und Wetterbedingungen.

Einer der wichtigsten Unterschiede zu anderen Behandlungsformen besteht bei dem psychotraumatologischen Ansatz darin, dass psychoanalytisch orientierte Therapeuten nicht vorrangig nach ungelösten, unbewussten Kindheitskonflikten suchen werden, sondern sich vielmehr am natürlichen Selbstheilungsprozess der Traumapatienten orientieren und diesen durch geeignete Interventionen zu unterstützen und zu fördern versuchen. Verhaltenstherapeuten greifen in der Regel aktiver in das Verarbeitungsgeschehen ein und versuchen, den Heilungsprozess durch aktives Üben und aktive Konfrontation mit traumatischen Situationselementen zu unterstützen, wobei die Verbindung beider Therapieansätze für die Zukunft der Traumatherapie von besonderem Vorteil sein kann.

8. Regeln für die Traumatherapie

Wilson (1989) sowie Fischer & Riedesser (1999) haben einige Regeln für Traumatherapien formuliert, die auf einem breiten Konsens unter Traumatherapeuten und -forschern beruhen – deren wichtigste sollen hier kurz dargestellt werden:

- *Nicht beurteilende Akzeptierung* des Opfers: Nur wenn Behandler in der Lage sind, sich von eigenen Abwehrtendenzen (z.B. Opferbeschuldigung) und Gegenübertragungsreaktionen freizumachen, können Traumaopfer Vertrauen fassen und sich öffnen.
- Fischer (2000a) schlägt die Haltung einer *„parteilichen Abstinenz"* vor, welche zwar in üblicher Weise die notwendige Distanz zum Patienten wahrt, ihn aber dennoch deutlich spüren lässt, dass der Therapeut sich mit dem Leid des Patienten solidarisch erklärt und in einer eher partnerschaftlicher Einstellung an seiner Seite steht.
- *Sofortige Intervention* und die schnelle Beschaffung von Hilfe unterstützt den Erholungsprozess: Die Bedeutung der postexpositorischen Phase wird meistens unterschätzt – je schneller der Betroffene adäquate Hilfe ohne inquisitorische Nachfrage oder Anmeldung von Zweifeln bekommt, desto schneller kann das zerstörte Grundgefühl von Sicherheit wiederhergestellt werden.
- Traumatherapeuten müssen sich auf massive eigene *Gegenübertragungsreaktionen* und oft schwer zu kontrollierende Handlungstendenzen einstellen.
- Die Bereitschaft, *sich testen zu lassen,* ob man als Behandler Vertrauen verdient, da Traumaopfer oft jedes Vertrauen in zwischenmenschliche Hilfe und Zuverlässigkeit verloren haben.
- *Übertragung* in der Traumatherapie ist fast immer ein Prozess der *Wiederaufnahme von traumatisch gestörter Beziehung* und ist nur bei Überwindung von Misstrauen und dem Zustandekommen eines therapeutischen Arbeitsbündnisses möglich.
- Adäquater Umgang mit und Verständnis für *Spaltungstendenzen* und Formen von *Dissoziation* als traumaspezifische Abwehrmechanismen.

Exkurs 2: Was ist eigentlich Myoreflextherapie?

Sehr gute Erfolge in der Behandlung traumabedingter neuromuskulärer Verspannungszustände können mit einer Kombination von Brainspotting und Myoreflextherapie als einer komplementären neuromuskulären Traumatherapie (Mosetter & Mosetter 2000, 2003, 2010, 2017) erzielt werden. Myoreflextherapie ist ein noch wenig bekannter, aber auf neuroanatomischer Grundlage ausgearbeiteter Behandlungsansatz, der die *Selbstregulation des neuromuskulären Systems* durch gezielte Druckpunktstimulation reaktiviert und dabei auch die – oft „eingefrorene“ – tiefe Skelettmuskulatur erreicht. Werden die Möglichkeiten der Traumakomplementärtherapie frühzeitig genutzt, können in den meisten Fällen Verzerrungen anatomischer Strukturen (z. B. der Wirbelkörper) und die Entwicklung von Schmerzsyndromen verhindert werden. Aber auch bei länger zurückliegenden Traumatisierungserfahrungen kann die körperorientierte Myoreflextherapie wesentlich zum Behandlungserfolg beitragen – dies zeigen wissenschaftliche Untersuchungen, nicht nur für den stationären Bereich, sondern auch für den ambulanten (Mosetter, K. & Mosetter, R., 2001, 2003, 2005, 2010, 2017).

Van der Kolk (1999), einer der Pioniere der Traumaforschung, kommentierte zur Körperebene bereits sehr früh: „Eines der großen Geheimnisse bei der Verarbeitung traumatischer Erfahrungen besteht darin, dass so lange, wie das Trauma als sprachloser Stressor erfahren wird, der Körper fortfährt, die Erfahrungen festzuhalten und auf konditionierte Stimuli zu reagieren, als kehre das Trauma wieder“ (S. 28). Bei Traumafolgestörungen stehen im Kern krankmachende Erlebniskomplexe mit überstarken negativen Emotionen, die nur notdürftig gleichsam eingekapselt sind, ohne sich je auflösen zu können (Plassmann 2004, Grand 2014). Dieses Einkapseln erfordert permanenten Energieaufwand. Die Patienten gehen allen Triggern aus dem Weg, die an die negativen Emotionen rühren könnten, sie stehen unter permanenter Erregungsspannung *(Hyperarousal),* gleichwohl dringt dieses negative emotionale Material ständig in die Gegenwart ein, es kommt zu Nachhallerinnerungen, Albträumen, Affektdurchbrüchen und Panikattacken. Das unbewältigte emotionale Material bemächtigt sich auch des Körpers. Zu beobachten sind schwere chronische Schmerzzustände, chronische Kopfschmerzen und häufig Tinnitus. Die Traumafragmente bleiben auf der Ebene des Arbeitsgedächtnisses gespeichert und haben ohne eine gelungene Traumasynthese oder Bearbeitung mit Brainspotting kaum eine Chance, in das Langzeitgedächtnis integriert und damit verarbeitet zu werden.

Traumatische Erlebnisse werden als *neuromuskuläre Erinnerungsspuren* (Bauer, 2002, Spork, 2017) in unser Körperschema eingebettet – psychische Traumata zeigen sich sehr häufig als eingefrorene neuromuskuläre Aktivationsmuster, die nicht direkt zugänglich sind. Diese Aktivationsmuster entsprechen dem, was Fischer (2000a) mit *„Traumaschema“* beschrieben hat, neurobiologisch gesehen sind sie dem *„Traumafahrstuhlschacht“* vergleichbar (Hüther, et al. 2010). Um die traumatische Erfahrung unter Kontrolle zu halten, entwickelt der Organismus ein System von Gegenmaßnahmen, das sog. *Traumakompensatorische Schema:* Die Repräsentationen der traumatischen Erfahrung werden abgekapselt, sequestriert – sie schwelen quasi im Untergrund weiter und sind doch nicht zugänglich – der Betroffene entwickelt alle möglichen, z. T. nach außen hin auch unsinnig wirkenden Gegenmaß nahmen. Auf der körperlichen, neuromuskulären Ebene geschieht dies in Form von Fixierungen und Schonhaltungen.

Basis der Myoreflextherapie ist die *funktionelle Anatomie,* das Träger- und Ausdruckssystem in diesem Konzept ist das System der Muskulatur. Das gesamte Muskelsystem wird dabei als Zusammenspiel von Kraftvektoren verstanden, die uns körperlich stabil in der Welt unterwegs sein lassen – oder eben auch nicht. Muskelinduzierte Symmetriestörungen und traumabedingte chronische Fehl- und Überlastungen können zu einer Vielzahl von Symptomen führen, z.B. Schonhaltungen, Schmerzzuständen, vegetativen Dysregulationen und Unruhezuständen. Seelische Verletzungen und Traumata im Sinne unterbrochener, eingefrorener Handlungen beantwortet die Muskulatur mit Hypertonus („fight"/„flight" oder Erstarrung/„freeze").

Dass der Körper sich an alles erinnert, was zu viel war, wird immer wieder in Behandlungsfällen eindrucksvoll sichtbar, beispielsweise angesichts der im Behandlungsteil beschriebenen Knieschmerzen oder einem Fall, wo mit der sog. Screen-Technik, also dem „alten Trauma-Film", gearbeitet wurde. Auf der weißen Leinwand wurde „sichtbar", dass in dem Moment, wo der Bankräuber die Bankangestellte auf dem Flachdach entdeckte hatte und er damit wusste, dass diese mittlerweile die Polizei gerufen hatte, Entscheidendes im Körper der Patientin passiert war. Er stürmte schreiend in die Bank zurück und nahm zwei Geiseln, die wenig später tot waren – erschossen von der inzwischen angerückten Polizei. Bei der Mitarbeiterin verspannte sich im Moment des unfreiwilligen Blickkontaktes reflexartig der gesamte Schulter- und Nackenbereich. Die erlebte Todesangst blieb fast dreißig Jahre lang im Körper gespeichert – sowohl der behandelnde Myoreflextherapeut fand die „eingefrorene" Überspannung im Muskelsystem erst knapp drei Jahrzehnte später wieder als auch der Traumatherapeut, indem er eine kontrollierte Expositionssitzung nach der Screen-Methode vornahm. Die in der traumatischen Situation eingefrorenen Muskelsysteme hatten mittlerweile zur Entwicklung von schweren Rücken-, Nacken- und Kopfschmerzen sowie Migräneanfällen geführt – Ätiologie und Pathogenese waren nie erfragt und somit auch nie aufgedeckt worden.

„Das Gedächtnis des Körpers" heißt ein bekanntes Buch von Joachim Bauer aus

Freiburg, wo er u.a. beschreibt, wie lebensbedrohliche Erfahrungen nicht nur vom sog. Traumagedächtnis, sondern auch als Körpererinnerungen eingespeichert werden. Diese sind psychotherapeutisch mit Worten alleine nicht auflösbar, sehr wohl aber mit myoreflextherapeutischen und traumatherapeutischen Methoden, wie EMDR, Screen-Technik oder Brainspotting. Dabei staunt man auch darüber, wenn man entdeckt, dass es in der Medizin für alle Organsysteme eine fachärztliche Disziplin gibt – nicht aber speziell für die Muskeln. Und auch Orthopäden verstehen in der Regel eher etwas von der Anatomie und dem Knochensystem als vom Muskelsystem.

Viel zu wenig macht man sich klar, dass unser Muskelsystem das tragende System aller unserer Handlungen ist und dass wir bei dessen Ausfall gelähmt und ausgeliefert sind. Dies gilt für alle traumatischen Situationen, die mit Lebensgefahr, Hilflosigkeit und Ohnmacht verbunden sind, wo sich die Frage stellt: Was tun wir, wenn wir nichts mehr tun können? Das Stressverarbeitungssystem stellt im Sinne einer Bereitstellungsreaktion im Notfall alle zur Verfügung stehenden Kräfte bereit, alle für das Überleben notwendigen Systeme werden maximal hochgefahren, alle für Kampf oder Flucht notwendigen Muskelsysteme maximal angespannt. Da die traumatische Situation jedoch durch Ausweglosigkeit und Ausgeliefertsein gekennzeichnet ist, kann diese maximale Energiemobilisierung nicht mehr effektiv im Sinne einer Lösung und Befreiung aus der lebensbedrohlichen Situation umgesetzt werden und „bleibt im Körper stecken“. Trauma kann also auch als „unterbrochene Handlung“, als misslingender Kampf- oder Fluchtversuch angesichts einer existentiellen Bedrohung verstanden werden – weder Kampf noch Flucht helfen weiter.

Die traumatisch unterbrochene Handlung wirkt intrasomatisch jedoch weiter und zeigt sich nicht nur in Flashbackzuständen, nächtlichen Albträumen, schneller Übererregbarkeit, Reizbarkeit und Rückzugsbedürfnissen, sondern auch in dauerhaften Verspannungszuständen, die zu undifferenzierten Schmerzsyndromen chronifizieren können, für die kaum jemand eine plausible Erklärung findet.

Die Myoreflextherapie wurde als Trauma-Komplementärtherapie vor über fünfzehn Jahren von Kurt und Reiner Mosetter (Konstanz) entwickelt und geht davon aus, dass im System der Muskulatur jeder Muskel mit einem Kraftvektor vergleichbar ist und nur das ungestörte Zusammenspiel mehrerer Muskeln und Kräfte eine reibungslose Bewegungsgeometrie ermöglichen. Wie bei einem schief aufgehängten Mobile können muskelinduzierte Symmetriestörungen und chronische Fehl- und Überlastungen zu einer

Vielzahl von Symptomen führen – z.B. zu Schonhaltungen, Schmerzzuständen, vegetativen Dysregulationen und Unruhezuständen. Seelische Verletzungen und ganz besonders traumatische Erfahrungen im Sinne unterbrochener, eingefrorener Handlungen beantwortet die Muskulatur mit Hypertonus (als misslungene Kampf-/Fluchtversuche) oder mit Erstarrung (Totstellreflex) und völliger Unterwerfung („freeze").

In der Myoreflextherapie werden in erster Linie Muskelansätze in funktionellen Zusammenhängen und kinetischen Ketten behandelt. Berührungsreize werden hier verstärkt wahrgenommen, wobei bereits eine leichte Druckerhöhung durch den palpierenden Finger des Therapeuten zu einer Schmerzempfindung mit Ausstrahlungen an entfernte Stellen führen kann. Durch gezielte manuelle Druckpunktstimulation wird an den Muskelsensoren eine bioregulatorische Übersteuerung der Oberflächen- und Tiefensensibilität erzeugt, durch die von den muskeleigenen Messfühlern wahrgenommene Überspannung kann eine Neukalibrierung und Rückkehr in den Normalzustand erfolgen. Bei der Palpation finden sich häufig schmerzhafte Verhärtungen, Myogelosen und bindegewebige Aufquellungen. Nach genauer Palpation und Druckpunktstimulation derartiger Punkte lösen sich die tastbaren Veränderungen nach einer gewissen Zeit (Sekunden bis wenige Minuten) auf. Der palpierende Finger des Therapeuten gibt dem Patienten eine Spür- und Wahrnehmungshilfe und spiegelt dem Organismus seinen körperlichen Eigenzustand. Dadurch wird ein bisher abgespaltenes und gleichsam „weggeschontes" und eingefrorenes Problem wieder als solches spürbar und nicht nur in einem therapeutischen Rahmen vorübergehend schmerzhaft aktuell, sondern auch einer Heilung zugänglich.

Da der Myoreflextherapeut am motorischen Flügel des unterbrochenen Wahrnehmungs-Handlungs-Schemas ansetzt und nicht am sensorischen – was dem traumatherapeutisch ausgebildeten Psychotherapeut vorbehalten bleibt – sind durch den direkteren Zugang nicht nur „eingefrorene" Körpererfahrungen, sondern auch die damit verbundenen traumatischen Erfahrungen leichter auffindbar und für den Betroffenen wieder erlebbar. Da das Erlebte willentlich dem Bewusstsein nicht zugänglich und im impliziten Traumagedächtnis gespeichert ist, kann es bei der myoreflextherapeutischen Arbeit gelegentlich auch zu einer kurzfristigen Auslösung von Flashbackzuständen kommen – plötzlich tauchen die überwältigenden Bilder aus der traumatischen Situation auf – weshalb der Myoreflextherapeut auch über Grundkenntnisse der Traumatherapie verfügen und wissen muss, was dann zu tun ist. Hier wird es wichtig, den Patienten schnell zu reorientieren, in der Gegenwart zu verankern und ihm deutlich zu vermitteln, dass es sich hier um eine Erinnerung handelt, die jetzt in der Gegenwart abläuft, aber aus der Vergangenheit stammt und jetzt in der Gegenwart der Behandlungssituation keine Lebensgefahr besteht. Je besser Traumatherapeut und Myoreflextherapeut zusammenarbeiten, je mehr der eine vom anderen weiß, woran dieser gegenwärtig arbeitet, umso besser kann der Patient geschützt und von seinen „Altlasten" befreit werden.

Obwohl die myoreflextherapeutische Behandlung für viele Patienten auch schmerzhaft und häufig von der Angst besetzt ist, wieder mit der Vergangenheit konfrontiert zu werden, berichten fast alle Patienten, dass sie von diesem Behandlungsansatz sehr profitieren. Sie erleben sowohl eine Linderung ihrer Schmerzproblematik als auch eine Befreiung aus den eingefrorenen traumatischen Erfahrungen. Der Körper als Ort ihres Selbst wird wieder stabiler und sicherer. Vielfach sind sie erstaunt, weil plötzlich Zusammenhänge zwischen Schmerzen, Schonhaltungen und seltsamen Zuständen verständlich werden, da Myoreflextherapie als ganzheitlicher Behandlungsansatz nicht nur auf den einzelnen Muskel entlastend wirkt, sondern auch auf die gesamte Körpergeometrie und auch vegetative Dysregulationen, Unruhezustände und Schmerzzustände deutlich lindern kann.

Nachbemerkung

Im Zentrum traumatischer Erfahrungen stehen stets ein oder mehrere *„eingefrorene" emotionale Zustände* („freezing states") mit großer Intensität, die nicht verarbeitet, d.h. prozessiert und damit auch nicht synthetisiert werden konnten. Die Grundprinzipien einer psychotraumatologisch ausgerichteten Therapie orientieren sich an den *Selbstheilungskräften* eines Patienten und versuchen, ein zur Heilung geeignetes *Gleichgewicht* zwischen dem *unverarbeiteten emotionalen Material* auf der einen Seite und den *Heilungsressourcen* des Betroffenen auf der anderen Seite zu finden.

Inzwischen dürfte klar geworden sein, dass hierzu therapeutische Behandlungsbedingungen hergestellt werden müssen, die dem entsprechen, was Günter Schiepek seit vielen Jahren beforscht: Menschliche Entwicklung aus der Perspektive selbstorganisierender Systeme. Regulierende Manuale und kontrolliertes Eingreifen durch Therapeuten sind angesichts nichtlinearer Dynamiken in Psychologie und Neurowissenschaft absolut kontraindiziert. Vielmehr bedarf es hierzu einer *therapeutischen Haltung* von Geduld, empathischem Interesse einerseits und Zurückhaltung andererseits sowie einer Bereitschaft, den Patienten bei der Wiederbegegnung mit seinen traumatischen Erfahrungen zu begleiten und ihm zu helfen, das „Unfassbare" einordnen, neu bewerten und integrieren zu können, damit die „Erinnerungsabszesse" (Sachsse, 2004) Teil der Vergangenheit werden können. Neben einer fundierten Ausbildung in der Wissenschaftsdisziplin der Psychotraumatologie ist hierzu eine partnerschaftliche Haltung von Respekt und Ernstnehmen der Bedürfnisse des Patienten notwendig, dies schließt auch ein, das erlebte Grauen des Patienten auszuhalten, vom ihm zu lernen und sich dabei als Therapeut selbst weiterzuentwickeln – manchmal vielleicht die größte Herausforderung.

Personenregister

Sachregister

Literaturverzeichnis

Anderegg, J. (2017): Effective treatment for generalized anxiety disorder, geraadpleegd op: 31-01-2017, auch abrufbar unter http://www.accswi.com/Effective-tratments-for-generalized-anxiety-disorder.pdf

Badenoch, B. (2008): Beeing a Brain-Wise Therapist: A Practical Guide to Interpersonal Neurobiology. New York: Norton

Bauer, J. (2002): Das Gedächtnis des Körpers. Frankfurt a. M.: Eichborn

Barwinski Fäh, R. (2002): „Psychisches Trauma – ein unmögliches Konzept". Vortrag geh. am 2.12. 1999 in Zürich, veröffentl. in www.thieme-connect.de

Bering, R. (2005): Verlauf der Posttraumatischen Belastungsstörung. Grundlagenforschung, Prävention, Behandlung. Aachen: Shaker

Besser, L. (1997/2001): Traumata – vom Zwang des Vergessens, der Sprachlosigkeit, der Wiederholung zum heilsamen Erinnern. Isernhagen: ZPTN

Braun, K. & Bock, J. (2004): Die Narben der Kindheit. Magazin Spektrum

Buber, M. (1995): Ich und Du. Stuttgart: Reclam

Carter, R. (2009): The Human Brain Book. New York: DK Publishers

Clarkin, Yeomans, Kernberg (2008): Psychotherapie der Borderline-Persönlichkeit: Manual zur psychodynamischen Therapie.

Corrigan, F. & Grand, D. (2013): Brainspotting: Recruting the midbrain for accessing and healing sensimotor memories of traumatic activation. Medival Hypotheses, 80 (6), 759-766

Dana, D. (2019): Die Polyvagal-Theorie in der Therapie. Lichtenau: Probst

Del Monte, D. (2016): Stress, trauma and pain in brain and body. Neurobiology for trauma- and Brainspotting therapists. Live in Amsterdam, Dezember 2016, abrufbar unter https://www.lecturio.de

Doidge, N. (2008): Neustart im Kopf. Frankfurt a.M.: Campus

Esch, T. (2017). Der Selbstheilungs-Code – die Neurobiologie von Gesundheit und Zufriedenheit. Weinheim, Basel: Beltz

Erichsen, J.E. (1867): On Railway and Other Injuries of the Nervous System. Philadelphia, PA: Henry C. Lea

Fernando, J. (2012): Trauma und der Zeroprozess. Psyche – Zeitschrift für Psychoanalyse und ihre Anwendungen, 66. Jg., Nov. 2012, S. 1043 – 1073.

Fischer, G. & Riedesser, P. (1999): Lehrbuch der Psychotraumatologie. München: Ernst Reinhardt

Fischer, G. (2000a): Mehrdimensionale Psychodynamische Traumatherapie (MPTT). Heidelberg: Asanger

Fischer, G. (2000b): KÖDOPS – Kölner Dokumentationssystem für Psychotherapie und Traumabehandlung. Köln: Deutsches Institut für Psychotraumatologie. www.koedops.de

Fischer, G. (2003): Neue Wege aus dem Trauma. Erste Hilfe bei schweren seelischen Belastungen (3. Aufl.). Düsseldorf: Patmos

Fischer, G. (2007): Kausale Psychotherapie. Manual zur ätiologieorientierten Behandlung psychotraumatischer und neurotischer Störungen. Kröning: Asanger

Fischer, G., Eichenberg, C., Mosetter, K. & Mosetter, R. (2006): Stress im Beruf? Wenn schon, dann aber richtig! Der Ratgeber für den intelligenten Umgang mit Stresssituationen. Kröning: Asanger

Fischer, G., Weber, T. & Eichenberg, C. (2010): Posttraumatische Belastungsstörungen. In: Letzel, S. & Nowak, D. (Hrsg.), Handbuch Arbeitsmedizin (S. 1-19). Landsberg: ecomed MEDIZIN.

Flatten, G., Hoffmann, A., Liebermann, P. Wöller, W. Siol, T. & Petzhold, E. (2001): Posttraumatische Belastungsstörung. Leitlinie und Quellentext. Stuttgart: Schattauer

Freud, S. (1895): Zur Ätiologie der Hysterie, Ges. Werke I: Studien über Hysterie. Frühe Schriften zur Neurosenlehre. Frankfurt a.M.: S. Fischer

Freud, S. (1896, 1972): Zur Ätiologie der Hysterie. Gesammelte Werke I: Studien über Hysterie. Frühe Schriften zur Neurosenlehre. Frankfurt am Main: S. Fischer

Freud, S. (1913): Zur Dynamik der Übertragung. Frankfurt: S. Fischer, Studienausgabe, Ergänzungsband 1975

Freud, S. (1920): Jenseits des Lustprinzips. Ges. Werke, Bd 13, 1

Freud, S. (1926): Hemmung, Symptom und Angst. Ges. Werke XIV, 111-207

Gendlin, E. (1978/dt. 1981): Selbsthilfe bei der Lösung persönlicher Probleme. Hamburg: Rowohlt TB

Grand, D. (1999): EMDR und psychodynamische Theorie und Praxis. Ins Deutsche übersetzt: Christian Knorr (aus: Grand, D., Defining and Redefining EMDR, Part III).

Grand, D. (2001): Emotional Healing at Warp Speed: The Power of EMDR. New York: Harmony Books

Grand, D. (2002): Treating survivors of the world trade center disaster with natural flow EMDR resourcing. EMDRIA Conference Lecture

Grand, D. (2009a): Brainspotting Phase One Training Manual

Grand, D. (2009b): Brainspotting Phase Two Training Manual

Grand, D. (2011a): Brainspotting. Ein duales Regulationsmodell für den Psychotherapeutischen Prozess. Zeitschrift Trauma & Gewalt, 5. Jg. Vol. 3, S. 276-285.

Grand, D. (2011b): EMDR – Ein Durchbruch in der Psychotherapie. Wien: Passagen

Grand, D. & Goldberg, A. (2011): This your Brain on sports. Dog Ear Publishing, Indianapolis

Grand, D. (2013a): Brainspotting Phase Three Trainaing Manual

Grand, D. (2013b) Brainspotting: the revolutionary new therapy for rapid and effective change. Sounds True, Louisville, CO

Grand, D. (2014): Brainspotting: Wie Sie Probleme, Traumata und emotionale Belastungen gezielt auflösen. Ins Deutsche übersetzt: Anni Pott.

Grand, D. (2019): Brainspotting Phase Four Training Manual

Grinker, R. R. & Spiegel, J. (1945): Men under Stress. Philadelphia: Blankiston Hebb D. O. (1949) The organization of behaviour. Wiley, New York

Herman, J .L. (1993): Die Narben der Gewalt. Traumatische Erfahrungen verstehen und überwinden. München: Kindler

Hildebrand, A., Grand, D. & Stemmler, M. (2017): Die therapeutische Wirksamkeit von Brainspotting im Vergleich zu EMDR bei der Behandlung von Posttraumatischen Belastungsstörungen. Trauma – Zeitschrift für Psychotraumatologie und ihre Anwendungen, 15 (1), 84-93

Horowitz, M. J. (1976): Stress response syndromes. Jason Aronson, New York

Hüther, G. (1997): Biologie der Angst: Wie aus Stress Gefühle werden. Göttingen: Vandenhoeck & Ruprecht

Hüther, G. (2002): Bedienungsanleitung für ein menschliches Gehirn. Göttingen: Vandenhoeck & Ruprecht

Hüther, G. (2005): Die Macht der inneren Bilder. Wie Visionen das Gehirn, den Menschen und die Welt verändern. Göttingen: Vandenhoeck & Ruprecht

Hüther G, Sachsse U (2007) Angst- uns stressbedingte Störungen. Auf dem Weg zu einer neurobiologisch fundierten Psychotherapie. Psychotherapeut, 52 (3), 166-179

Hüther, G., Korittko, A., Wolfrum, G. & Besser, L. (2010): Neurobiologische Grundlagen der Herausbildung psychotraumabedingter Symptomatiken. In: Trauma & Gewalt, 4. Jahrgang, Heft 1, 18 – 31

Hüther, G. 2011): Was wir sind und was wir sein könnten. Ein neurobiologischer Mutmacher: Frankfurt a. M.: Fischer

Janet, P. (1894): Der Geisteszustand der Hysterischen – Die psychischen Stigmata. Leipzig und Wien: Franz Deuticke

Janet, P. (1889): L` automatisme psychologique. Paris: Alcan Kandel, E. (2006): Auf der Suche nach dem Gedächtnis. Die Entstehung einer neuen Wissenschaft des menschlichen Denkens. München: Siedler

Kardiner, A. (1941): The Traumatic Neuroses of War. New York: Hoeber

Kardiner, A. & Spiegel, H. (1947): War Stress and Neurotic Illness. New York: Hoeber

Keilson, K. (1979): Sequentielle Traumatisierung bei Kindern. Stuttgart: Enke

Khan, M. (1963): Das kumulative Trauma. München: Kindler

Kraepelin E (1909) Psychiatrie. Ein Lehrbuch für Studierende und Ärzte (8. Aufl.) (Band 1). Leipzig: Barth

Krystal, H. (Ed., 1968): Massive psychic trauma. New York: Int. Univ. Press

Lamprecht, F. (Hrsg.) (2003): Behandlung psychotraumatischer Belastungsstörungen mit EMDR. Ztschr. für Psychotraumatologie und Psychologische Medizin, 2. Jg., Heft 3, 5-6. Kröning: Asanger

Levine, P. (1997): Waking the Tiger. Berkeley, CA: Nort Atlantic Books

Levine, P. (2012): Sprache ohne Worte. Kösel, München

Liddell, B. J. (2005): A direct brainstem-amygdala-cortical "alarm" system for subliminal signals of fear.

Lindy, J.D. (1993): Focal Psychoanalytic Psychotherapy of Posttraumatic Stress Disorder. In: Wilson, J.P. & Raphael, M.L. (Eds.): Intern. Handbook of traumatic stress syndromes (pp. 803-810). New York: Plenum

Markowitsch, H-J. (2005): Dem Gedächtnis auf der Spur. Vom Erinnern und Vergessen. Darmstadt: Primus Verlag

Martinez-Conde, S. & Macknik, L. (2007): Windows oft he Mind. Scientific American, 56–63, (August 2007)

Meaney, M.D. (2001): Maternal care, gene expression, and the transmission of individual differences in stress reactivity across generations". Annu. Rev. Neurosci. 24: 1161–92

Mecke, A. (2018): AudioFokus – ein erster Bericht. Heidelberg: Unveröffentl. Manuskript

Mosetter, K. & Mosetter, R. (2000): Myoreflextherapie: Muskelfunktion und Schmerz. Konstanz: Vesalius

Mosetter, K. & Mosetter, R. (2003): Kraft in der Dehnung. Ein Praxisbuch bei Stress, Dauerbelastung und Trauma. Düsseldorf: Patmos

Mosetter, K. & Mosetter, R. (2005): Dialektische Neuromuskuläre Traumatherapie. Ztschr. für Psychotraumatologie und Psychologische Medizin (2), 31-45

Mosetter, K. & Mosetter, R. (2010): Myoreflextherapie. Regulation für Körper, Gehirn und Erleben. Konstanz: Vesalius Verlag

Mosetter, K. & Mosetter, R. (2017): Wie der Rücken die Seele und die Seele den Rücken heilt. München: Arkana

Niederland, W.G. (1980): Folgen der Verfolgung: Das Überlebenden-Syndrom. Seelenmord. Frankfurt a. M.: Suhrkamp

Oppenheimer, H. (1889, 1891): Die traumatischen Neurosen nach den in der Nervenklinik der Charite in den letzten 5 Jahren gesammelten Beobachtungen. Weitere Mitteilungen in Bezug auf die traumatischen Neurosen mit besonderer Berücksichtigung der Simulationsfrage. Berlin: Verlag von August Hirschwald

Peichl, J. (2014): Rote Karte für den inneren Kritiker. Wie aus dem ewigen Miesmacher ein Verbündeter wird. München: Kösel

Peichl, J. (2019): Einführung in die hypnosystemische Teilearbeit. Heidelberg: Carl-Auer

Perry, B. D. et al. (1995) Childhood trauma, the neurobiology of adaptation, and "dependent" development of the brain. Infant Mental Health Journal, 16, 271-291

Plassmann, R. (2004): Psychotherapie traumatisierter Patienten. Die Arbeit mit bipolarem EMDR. Vortrag auf der Tagung der Landesärztekammer Stuttgart (01.02.04)

Plassmann, Reinhard (2010): Die Kunst des Lassens, Psychotherapie mit EMDR für Erwachsene und Kinder.

Piaget J. (1947) Psychologie der Intelligenz. Rascher, Zürich

Porges, S. (2010): Die Polyvagal-Theorie. Neurophysiologische Grundlagen der Therapie. Junfermann, Paderborn

Reddemann, L. & Sachsse, U. (1997): Stabilisierung. In: Persönlichkeitsstörungen 3: 113 -147

Reddemann, L. & Sachsse, U.: (1999): Trauma first! In: Persönlichkeitsstörungen 3: 16-20

Roazen, P. (1976): Erik H. Erikson. The Power and Limits of a Vision. New York: The Free Press

Roth, G. & Strüber, N. (2014): Wie das Gehirn die Seele macht. Klett-Cotta, Stuttgart

Raphael, R. Lundin, T., Weisaeth, L. (1989): A Research method for the study of psychological and psychiatric aspects of disaster. In: Acta Psychiatrica Scandinavica; Suppl. N. 353, Vol. 88, dt. Bearbeitung durch Schüffel, W. Schade, B.Marburg

Sachsse, U., (2000): Grundlagen der Traumaforschung. Manuskript Radio Bremen

Sachsse, U. (2004): Traumazentrierte Psychotherapie. Stuttgart, New York: Schattauer

Sachsse, U., Venzlaff, U. & Dulz, B. (1997): 100 Jahre Traumaätiologie. Persönlichkeitsstörungen 1, 4-14

Sack, M. et al. (2016): A comparison of dual attention, eye movements, and exposure only During eye movement desensitation and Reprocessing for Posttramatic Stess Disorder: Results from a Randomized Clinical Trial. In: Psychother. Psychosom, 85: 357-365

Scaer, R. (2014): Das Trauma-Spektrum: Verborgene Wunden und die Kraft der Resilienz. Lichtenau: Probst

Schiepek, G. (2013): Grundlagen systemischer Therapie und Beratung. Götting: Hogrefe

Schiffer, F. (2007): Eine Brille für die Seele. Die neue Dual-Brain Psychology und ihre Anwendung bei Ängsten, Konflikten und Belastungen. Kirchzarten: VAK

Schmid, B. G. (2010): Selbstheilung durch Vorstellungskraft. Wien, New York: Springer

Schmidt, G. (2008): Einführung in die hypnosystemische Therapie und Beratung (2. Aufl.). Heidelberg: Carl-Auer

Schore A (2007) Affektregulation und die Reorganisation des Selbst. Klett-Cotta, Stuttgart

Shapiro, F. & Forrest, M. S. (2001): EMDR in Aktion. Paderborn: Junfermann

Shay, J. (1998): Achill in Vietnam. Kampftrauma und Persönlichkeitsverlust. Hamburger Edition HIS Verlagsges. mbH

Siegel, D. (2010): The Mindful Therapist. New York: W. W. Norton

Spitzer, M. (2018). Einsamkeit – die unerkannte Krankheit. München: Droemer

Spitzer, M. (2019): Psychotherapie im Mausmodell – was bei EMDR gegen PTBS im Gehirn passiert. Editorial Nervenheilkunde(38). 231-239, Stuttgartr: Schattauer

Spork, P. (2017): Gesundheit ist kein Zufall – wie das Leben unsere Gene prägt. Die Neuesten Erkenntnisse der Epigenetik. München: DVA

Terr, L.C. (1995): Childhood traumas: An outline and an overview. In: Everly, G.S., Lating, J.M. (1995), 301-319

Van der Kolk, B.A., Mc Farlane, A.C. & Weisaeth, L. (Eds., 1996): Traumatic Stress. New York: Guilford

Van der Kolk, B. (1999): Das Trauma in der Borderline-Persönlichkeit. In: Persönlichkeitsstörungen 3: 21-29

Van der Kolk, B., McFarlane, A. C., Weisaerth, L. (Hrsg., 2000): Traumatic Stress. Grundlagen und Behandlungsansätze. Paderborn: Junfermann

Van der Kolk B (2007) Untersuchungen zur PTBS. In: Lamprecht f (Hrsg.) Wohin entwickelt sich die Traumatherapie? Bewährte Ansätze und neue Perspektiven (212-236). Klett-Cotta, Stuttgart

Van der Kolk, B. (2014): Verkörperter Schrecken – Traumaspuren in Gehirn, Geist und Körper und wie man sie heilen kann.

Venzlaff, U. (1958): Die psychoreaktiven Störungen nach entschädigungspflichtigen Ereignissen. Berlin: Springer

Watkins, J. & H. Watkins (2003): Ego-State-Therapie. Ein Handbuch. Heidelber: Carl-Auer

Wilson, J.P. (1989): Trauma, transformation and healing. An integrative approach to theory, research and post-traumatic therapy. New York: Brunner & Mazel

Wolfrum, G. (2013): Neue Bilder braucht das Hirn. Semiotische Progression durch bildhafte Einsicht, Zeugenschaft und feinfühlige Begleitung. ZPPM, Jg. 11, Heft 1, S. 75-85. Kröning: Asanger

Wolfrum, G. (2017): Brainspotting – Trauma, Zeitschrift für Psychotraumatologie und ihre Anwendungen, 3/2017. Kröning: Asanger

Wolfrum, G. (Hrsg., 2018): The Power of Brainspotting – An International Anthology. Kröning: Asanger

Wolpe, J. (1969): The Practice of Behaviour Therapy. New York: Pergamin Press

Zurek, G. & Fischer, G. (2003): Übertragung und Gegenübertragung in der Psychotherapie von Patienten mit psychotraumatischen Belastungssyndromen (PTBS). In: Zt. für Psychotraumatologie u. Psychol. Medizin 2: 7-18

Die Autoren

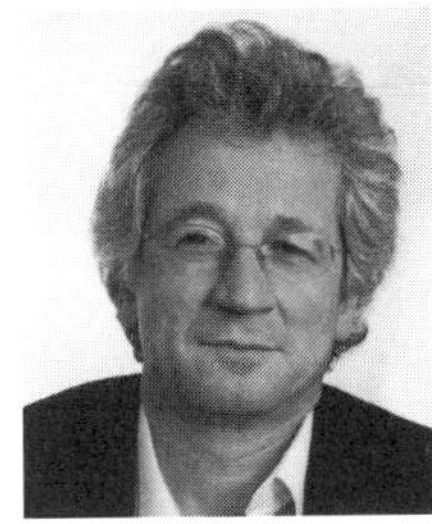

Gerhard Wolfrum, Dipl.-Psych.
Psychologischer Psychotherapeut, Psychoanalytiker, Fach-Psychotherapeut für Traumatherapie, Gruppenpsychotherapeut, Lehr- und Kontrollanalytiker, Supervisor,
BSP-Trainer
St. Wolfgangsplatz 9 c
D-81669 München
Tel. +49 89/53 76 10
gerhard.wolfrum@gmx.net
www.gerhard-wolfrum.de
www.brainspotting-germany.de

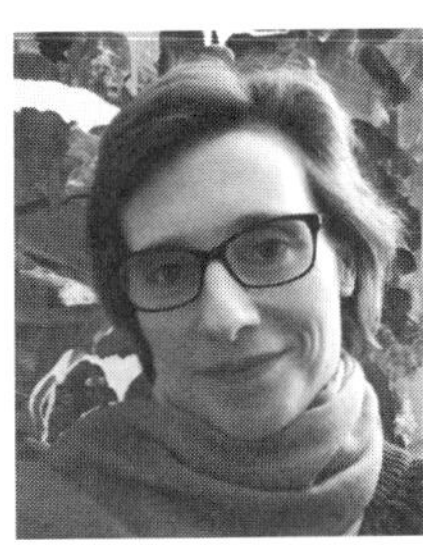

Dr. med. Ulrike Benal
Fachärztin für Psychiatrie und Psychotherapeutische Medizin, Psychotherapeutin (Psychoanalyse/Psychoanalytische PT), diverse Fortbildungen in Psychotraumatologie (u.a. Brainspotting)
Wimbergergasse 23/5
1070 Wien
Tel. +43 680/234 77 89
ulrike.benal@gmx.at

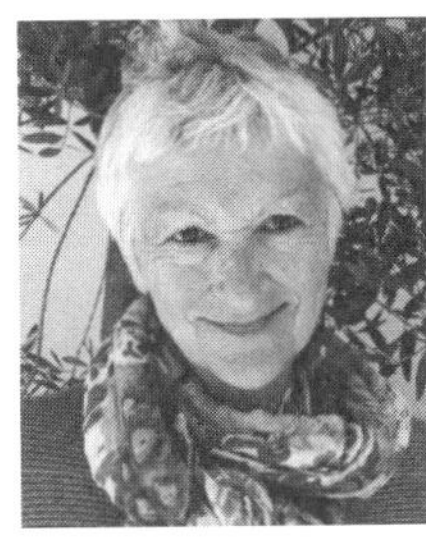

Sabrina Steffen, Dipl.-Psych.
Psychoanalytikerin, Psychologische Psychotherapeutin
diverse Fortbildungen in Psychotraumatologie, darunter EMDR, PITT, SE, Brainspotting-Therapeutin/Supervisorin
Dr.-Knorz-Str. 4
D-83209 Prien am Chiemsee
Tel. +049 80 51/20 40
sabrina.steffen@gmx.de

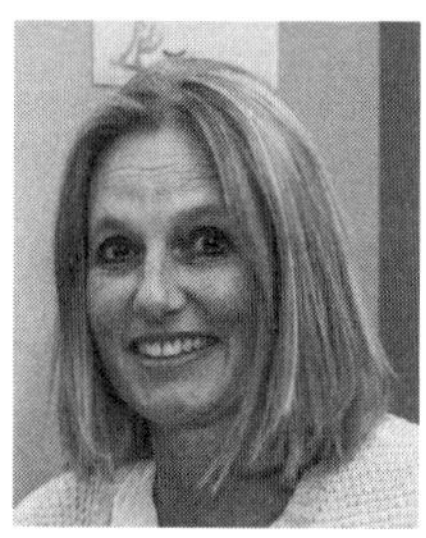

Dr. med. Theresia Stöckl-Drax
Kinder- und Jugendärztin, Brainspotting-Therapeutin
Praxis für Entwicklungsheilkunde
Bahnhofstrasse 10
D-83334 Gauting bei München
Tel: +49 89/89 33 67 00
info@entwicklungsheilkunde.de
www. entwicklungsheilkunde.de

Weiterführende Informationen und Veranstaltungshinweise finden Sie auf den Webseiten von Dr. David Grand, New York sowie auf den Seiten der europäischen Anbieter:

Offizielle Webseiten von Dr. David Grand:
www.brainspotting.com
www.brainspottinginternational.org

Offizielle Webseite von Brainspotting-Germany:
www.brainspotting-germany.de

Offizielle Webseite von Brainspotting Österreich:
www.brainspottingaustria.com

Offizielle Webseite der Niederlande:
www.brainspotting.nl

Offizielle Webseite von Brainspotting England:
www.bspuk.co.uk

Offizielle Webseite von Brainspotting France:
Institut Européen de Thérapies Somato-Psychiques
www.ietsp.com

Offizielle Webseite von Mario Salvador, Spanien:
https://aleces.com/brainspotting/

Offizielle Webseite „Hirnwelten" von Dr. Dr. Damir del Monte:
www.damirdelmonte.de

Offizielle Webseite des Trauma-Hilfe-Zentrums München (THZM):
www.thzm.de

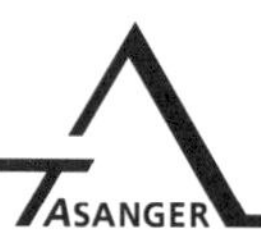
ASANGER